U0389980

文明小史

救命

明清中国的医生与病人

涂丰恩 著

商务印书馆

目　录

自　序

一本书的写作有时是段漫长的旅程，哪怕是这样一本小书。

本书从我的硕士论文脱胎而来，主要论点与架构大致相同，但文字上做了不少修改。学位论文需要遵从严谨的格式，维持一定的写作模式。学院派的历史研究尤其请求证据，讲究每一个论点的来源。这些规范都有其根源与道理，它们构成了现代学术研究的基础与价值所在。

丛书的形式容纳了更多的自由和可能性。在改写的过程中，我删除了注脚，将部分的引文改写为现代白话文；更重要的是，尝试加入更多叙事的面向，甚至是想象的层面。我希望能因此让内容更有趣，更能引人入胜一些，避免像个辩论场上急着打倒对手的队员——尽管这项努力可能不尽成功。

这种说法或要让严谨的历史学者感到紧张：历史如何能想象？虚构的想象难道不是历史研究的大忌？但我们或也可以反过来问，如果缺乏想象，历史的写作如何可能？历史研究依凭着遗留下的史料，企图重建过往的世界。可是过往的世界如此复杂，相对于那个无比丰饶的过去，我们所能掌握的断简残篇、只字片语显得如此稀少，如此不足。在史料的空白之处，我们只能用想象力填补。

2007 年的夏天，为了进行这项研究，我到了徽州。那是个格外炎热的夏天，但那一个月中所见到的人事物，都在我心里留下极为深刻的印象，至今仍历历在目。每个早上，我从旅社出发，搭着长途巴士，到徽州的各个乡间。沿途的景色时常引发我无限的想象。我想象，在两三百年前的人们如何在此地生活，他们与我们的差异有多少？我同时也充满着疑问：如果只凭借着文字，我们真能了解他们的生活、想法与感觉吗？就算有了实地的田野调查，又能有多少帮助呢？对此我没有肯定的答案，只能说我们努力地寻找历史的真相。我们也许像是瞎子摸象，但也不完全是凭空想象。在史料与想象之间穿梭，我们尽可能准确地捕捉异时空中发生过的那些事。

这并不容易。但我特别喜欢法国历史学家布洛赫（Marc Bloch）的一段话，他说："历史学家这一行业，我认为是在从事找寻、发掘与重构的工作，这是一项美妙的行业，但也是一项困难的行业，要做得好，必须投入相当的工作，拥有许多不同领域的知识，以及具有一项真实的知识力量：好奇、想象、组织能力、清晰的表达，与公正不偏颇的思想，并具有对不同类型的人的感受力。"

那年夏天我也见到了几位老中医师。他们大多出身医生世家，不仅医技高明，对于地方上的医学传统与文化也是了若指掌，并且慷慨分享。我从他们身上得到了许多重要的资讯，也稍能理解中医师在近现代中国的地位和想法。

但这本书不只是关于医生，也是关于病人。后者才是真正困难的部分。在历史上，往往是医生说了很多，而病人说得很少。

二十世纪后半叶的历史学者倾向为没有声音的人们写作，这不只是出于一种反抗帝王将相的心理，更是相信这样的历史写作，会改变我们对过往的认知、评价，进而影响我们自身的世界观与价值观。我也是这样相信。

可是，这些潜藏在角落的幽微的历史，

需要极大的努力才能让它们重见天日。本书所能做的，只是其中一小部分。我希望提供一个大致的图像，描绘明清中国医生与病人的活动和互动。因此，在许多细节上，本书只能简单触及，无法深入。对于许多相关的现象，其实我们仍所知不多。比如本书所论及的传统专科医生，似乎还不见研究者认真而仔细地对待。只能期待未来有更深入而完整的论著。

本书的写作过程，得到了许多人的协助和启发，无法在此一一致谢。但我想特别感谢几个人。没有梁其姿老师的指导以及持续的鼓励，本书大概没有机会完成；李建民老师则对出版过程给予了重要的协助，并且慷慨地分享许多中国医学的图像；也谢谢审查人的修改意见。

本书最后定稿的阶段，人在国外，学习着适应新生活。距离故乡以及本书发生的舞台，都十分遥远。变动的时候总是让人思绪多端，有时难以集中精神，对于这本书最后的模样，还有许多不尽满意的地方，令人不能不想继续缝缝补补。不过，完美的作品也许是不存在的，而最好的著作永远是下一本。所以我停止了无止境的修改，让它以这般模样面世。但愿它不至于令人失望。

涂丰恩

前　言

吴楚是个不重要的人，而他却是本书的主角。

吴楚是位医生，生活在十七世纪的中国。但历史学家大多不认识他，专研中国医学史的学者，甚至连他确实的生卒年也弄不太清楚，医学教科书更是鲜少提及他的名字。原因很简单，就医学理论而言，他似乎称不上有何突破性的贡献。只差一点，他就要像大多数的人一样，消失于漫漫历史长河中。

是文字让他免于这样的命运。

在毕生行医的过程中，吴楚总是把他与

病人的互动详细地记录下来，从语言到动作，从病症到药方，从病人的性别、年龄，到他们的身家背景。行医数十载，吴楚写下上千则这样的记录。

对明清时期的中国医生而言，这不算太奇特的举动。很多传统医生都会留下所谓的"医案"，并在适当的时机加以出版。吴楚也一样，他从自己的手稿中拣选出百余条案例，出版成书，名为《医验录》。

"医案"有些类似现代的病历，但两者有极大的差异。现代病历由表格和术语组成，大多简洁，甚至近乎冷酷。现代医生要避免把个人的情绪带入病历中。因此，我们很难想象今天的医生会在病历中埋怨自己的病人不肯听话，不愿乖乖配合——无论他心中是否曾为此产生一丝不满。

但这恰好是吴楚所做的。在《医验录》

中，吴楚毫不避讳暴露自己的立场、意见，时而批评病人，甚至他或她的家人，还有其他医生。

他受不了病人太有主见，又没耐心，动不动就咨询别的医生。他更受不了别的医生学艺不精，对病情判断失准。他的言辞直接且尖锐，要让今天的读者惊讶不已。

医案是吴楚用文字构筑的舞台，他在其中主宰一切，尽情表演。他把自己塑造成一名成功而高明的医生。他打击庸医，救治众生，仿佛就是传统中国医学最高理想的化身。

奇怪的是，吴楚似乎一点也不甘心于这种角色。如果人生能重来，他或许会选择专心准备科举考试，而非当个医生。对于行医，他在医案的字里行间反复流露出尴尬与矛盾。他抱怨，病人总在自己准备科举考试时找上门来，让他无法专心于课业；偏偏他无法见

3

台灣大學醫學院附設醫院
出院病歷摘要

醫院代號：0401180014 　　　　　　　　　　　　　　列印日期：85年　月　日

病歷號碼：3271733 　　　　　姓名：王　　　　　　　　　　　　第 1 頁

帳號：8436981　　性別：女　身份證號：A2　　　　　出生日期：+10/02/28
地址：　市　　路　段　巷　弄　號之　　　　　　　電話：　-

入院日期：[V] 84年10月19日　家庭醫學部 15A -10-02病床

轉出日期：84年11月01日，住院天數計 13 日，第　　次住院

入院診斷 (Admission Diagnosis)
1. Duodenal and gastric ulcers with bleeding
2. Esophageal candidiasis
3. Diabetes mellitus
4. Hypertension
5. Urinary tract infection

出院診斷 (Discharge Diagnosis)
1. Duodenal and gastric ulcers
2. Diabetes mellitus
3. Hypertension
4. Urinary tract infection
5. Impaired liver function test

主　訴 (Chief Complaint)
Coffee-ground vomiting and loss of consciousness occurred in the early morning of Oct. 17

病　史 (Brief History)
This 74y/o female patient had sufferred from mild epigastric discomfort and abdominal fullness for 10 days before this admission.In the early morning of Oct. 17, she vomited some coffee-ground substances once and lost consciousness afterwards. She was brought to our emergency room immediately. At emergency room, duodenal ulcer, gastric ulcer and candidal esophagitis were discovered by endoscopic examination. Besides, pyuria was found accidentally by routine urinalysis. And then she was transfered to our ward for further management.

體檢發現 (Physical Examination)
Consiousness:clear
Vital signs: BP 134/80mmHg　　HR 80/min regular　　RR 20/min　　BT 36.8 C
HEENT: conj: pale,　sclera: anicteric,　pupils: isocoric, L/R (+/+)
　　　　throat: not injected,　tonsils: not enlarged
Neck: supple, JVE(-),　　　　thyroid: not enlarged
Chest: symmetrically expanded, BS: clear
Heart: RHB, no murmur
Abdomen: flat and soft, BS normoactive, L/S impalpable, no tenderness

(續下頁…)

图 1　台湾大学医学院针对现代病历写作设计的例子

4

死不救，当病情紧要时只得放下自己的功课，出手救治。在吴楚的记录中，故事通常会就此急转直下，迈向完美结局，换言之，病人立刻就康复了。

尽管吴楚在医案中记载的案例，大多是他如何顺利地治疗病人，但整体而言，他的医生事业实在算不上成功。比如，原本吴楚打算在《医验录》后，出版另一本《医验录二集》。不过吴楚解释说，家中食指浩繁，光是养活他们就不容易，实在没有多余经费出书。最后靠着别人赞助，二集虽然还是得以出版，不过篇幅只好大为缩减。或许更要让吴楚伤心的是，无论是《医验录》还是二集，销路都不怎么好，流传不广，也从未再版，很快就被人遗忘了。

吴楚的惨淡人生，若跟另一位医生——我们的另一位主角孙一奎拿来比较，更要显得黯然失色。孙一奎和吴楚是同乡，都来自一个名为"徽州"的地方。徽州位于中国安徽省南部，今天它更为人们熟悉的称呼，是"黄山市"，中国最著名的旅游景点。但在明清两代，徽州之所以引人注目，要归功于许多富可敌国的大商人。

徽州商人因为专卖盐业而发迹，尤其活跃在江南一带的城市，比如扬州。传说当年乾隆浩浩荡荡下江南，游到扬州瘦西湖，欣赏景致之余，随口说了一句："若此地有座白塔，就与京城的北海一样了。"旅居扬州的徽商，竟然就派人一夜盖起了白塔。乾隆隔天醒来，简直不敢相信自己的眼睛。这位向来虚荣的皇帝，也不得不对徽州商人的雄厚财力，惊叹再三。

徽州商人在外享尽奢华，徽州本地却是因为山多田少，难以谋生。许多徽州子弟遂离乡背井，旅居在外，构成徽州的文化特色。孙一奎也是众多出外的游子之一，不过他并未从商，而是选择行医。他大半生涯，均厕身于徽商聚集的扬州。

在这座繁华的都市，他声名大噪，结交了不少达官贵人。他因此毋庸和吴楚一样，为阮囊羞涩而烦恼。他的医案，更是一连出版了三辑。这三辑医案不仅满载着名人的推荐序言与诗文，还附上了孙一奎本人的画像一幅，派头十足。这样的规格，大概要让吴楚羡慕不已。

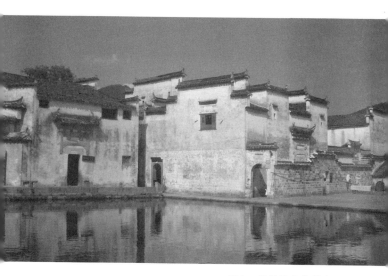

图2　徽州村庄的景色

孙一奎生活在十六、十七世纪之交，比吴楚稍早一些。他死后二十多年，明朝灭亡，清朝入主中原。再过一百多年后，清廷开始编纂《四库全书》，孙一奎的两部理论著作也被收入其中。《四库全书》收录的医书不多，入选者大多是中国医学的主流经典，如《黄帝内经》与《本草纲目》。这样的举动自然代表了对孙一奎地位的肯认。

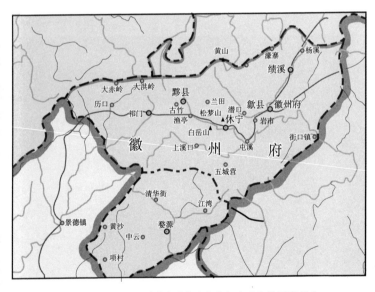

图3 《中国历史地图集》（谭其骧主编）中清代徽州府部分

虽然如此，《四库全书》的编辑者，提到孙一奎的医案时却没什么好话。相反地，他们说，孙一奎唠唠叨叨，行文冗长，枝节比正题还多，大概只是要标榜自己的名声，不打算发展深奥的医学理论。

目光如炬的《四库全书》编辑者，对孙一奎的批评确实一针见血，点出明清医案殊异之所在。不过，这些看似琐碎的、无意义的片段，却意外提供了我们宝贵的线索。正是因为孙一奎和吴楚，将医疗中的各种细节不厌其烦地记录下来，几百年后的我们，才得以从中一窥明清医生和病人的互动。

谈到中国的医生，我们脑中会浮现几个传奇的名字：扁鹊、华佗、李时珍。他们或天赋异禀，或身怀绝技。比如扁鹊，据说不仅能望穿人体，还能断人生死。华佗刮骨开刀的故事，同样为人所知。至于李时珍，以一部《本草纲目》而闻名，对传统本草学的贡献，更是毋庸置疑。

但过往的医学史则很少着墨其他的医生——那些无甚发明的多数人。然而，相较于超越时代的伟大人物，这群看似平庸的多数医生，其实在过往的医学实践上，占据了重要的位置。是他们把推陈出新的医疗技术和观念，带入人们的日常生活中，加以实践。少了他们，我们的医学史只是少数天才的历史，看不见整体的面貌；我们会忘记医学不只是抽象的观念，也是活生生的实践，更是医生和病人共同谱写的故事。

但二十世纪以前的中国，没有医学院，也没有证照制度。当医生的人，大多是因为考不上科举，需要谋生，方才跑去行医。在缺乏正规训练的时代，他们如何成为一名医者，又如何说服他人自己是个好医生？从另一方面来说，病人又是如何与这些不知从何而来的医生打交道，并选择最适合自己的医疗方式？

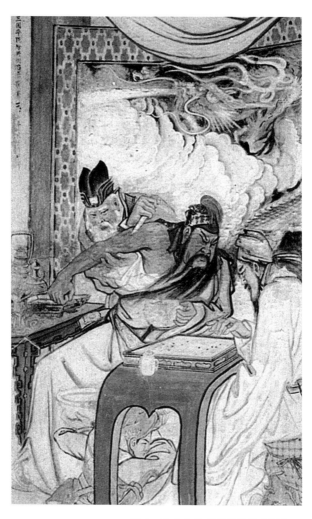

图 4　华佗为关羽刮骨疗伤的图像

这是本书的主题。我们要透过吴楚和孙一奎所留下的文字，进入一个似乎与现代医疗情境迥异的世界。在那里，医生这个职业不太有权威，病人对自己的身体与病情，却是充满意见；在那里，医生不能好整以暇地坐在诊疗室中，等待病人上门挂号，反而得巡回各地，为了看病而四处奔波；也是在那里，医生需要面对不同医疗人员的挑战，并且透过各种手段，努力赢得病人及其家人的信赖。凡此种种。

我们就从吴楚踏入医界的那一刻开始讲起。

不情愿的医生

吴楚一开始并不打算当医生。他所向往的人生，与明清两代大多数的中国男性一样，是通过科举考试，在政府体系中谋得一官半职。能够治国平天下，在深受儒学影响的社会中，既是最高的理想，更是其他任何职业难以比拟的成就。

那么，是什么让吴楚走上行医这条路?

依照他自己所言，那是一场意外。

进入医界

吴楚的家族曾经出过不少名医。他的高祖父吴正伦，是明朝后期著名的医家，曾经编纂过一本《养生类要》，还曾在宫廷中担任御医。传说他因为医术太过高明，深受宫内皇家的欢迎，而被其他嫉妒的御医毒死。吴楚的叔祖吴昆，也是十六、十七世纪的重要医家，尤其以注解《黄帝内经》闻名。

尽管家族代代都出医生，但吴楚自称，年轻时自己对医学是兴趣缺缺。当时家里的长辈，有些人喜欢谈论医理，他却大多充耳不闻，因为他认为那不过是"小道"，哪里能跟崇高的儒学相提并论。

一场意外却改变了吴楚的想法。

那年，吴楚七十四岁的老祖母，突然染上重病，感觉胸膈不舒，一连七天不能饮食，遍寻诸医都不能见效。看见祖母躺在病床上，奄奄一息，吴楚这才幡然悔悟，察觉到医学乃生死所系，不能轻忽。

因此，就在众人束手无策之际，吴楚翻出先祖们遗留下的医书，彻夜苦读。经过一昼夜后，稍有一点心得，吴楚就大胆开方，让老祖母服下。结果竟然奏效，就这么医好了重病的祖母。

事后回顾此事，吴楚不禁想起汉代的名医张仲景。张仲景曾说过，在人们与死神搏斗之际，若还要把自己的生命托付到一些庸才手中，哪还可能活命呢？反过来说，一个人若能留心医学，则可以"上疗君亲，下救贫贱，中以保身。"甫目睹生死关头的吴楚，自此对这段话有了新的体会。

也就是在这样一场意外后，吴楚开始一边准备科举，一边捧读祖宗留下的众多医书。他花了五个月的时间，钻研这套医书，接着则把阅读的范围扩及古今各种医学流派。一段时间下来，吴楚读得颇有心得，不但能比较医学流派之间的长短得失，还做了大量的笔记。

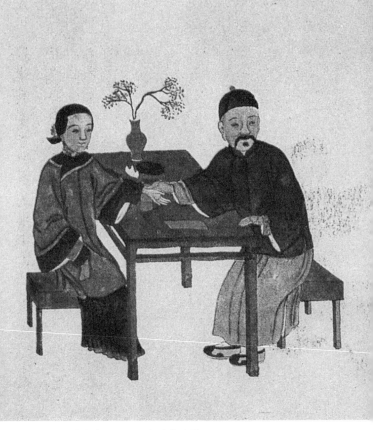

图 5　传统中医以把脉来诊断病情

　　但有项关键的技术，吴楚却始终参不透，那就是"把脉"。他历数，自己一连看了《内经》、《脉经》、《方脉举要》、《脉语》、《诊家正眼》等脉学经典书籍，每晚彻夜不眠地思考，依旧不得要领。

就这么苦恼地读了一个多月，他说，一天晚上突然有"鬼神来告"。顿时间，吴楚发现自己对各种脉象，不仅洞然于心，而且了然在握。换言之，他不只懂了脉学的理论，还掌握了实践的方针。至于论病、用药，就更不成问题了。

这么神秘又神奇的经历，就连他的亲友起初都半信半疑。不过他们碰到一些无法处理的疾病时，还是会找上吴楚。而据吴楚自己所言，他立刻就治好了他们的病。这样的事情反复几次后，众人终于感到佩服。

在一次与他人谈话中，吴楚进一步解释，其他东西或许都可以靠老师传授，唯独脉理不容易找到好老师，甚至不可能由老师来传授。因为"脉之为言神也",既然如此,要理解脉理,就非"神遇"不可。就这一点而言,吴楚显然是现身说法了。

这段经历的虚实真假,我们难以判断。不过,吴楚把这段故事写入医案的序言中,同时作为医案的第一则案例,显然对此十分重视。

但在这件事情发生之时,他还不打算以行医为业,而是依旧把科举考试当成目标——尽管他似乎一直没能成功。

十年后的一个秋天,吴楚北上参加科举考试,回家时已经进入冬天。吴楚又一次在考场失利。这次他感觉实在没有脸回去见家中妻小,所以在外头找了间旅馆住下。用他自己的说法,是"卧雪饮冰,硁硁自守",也就是在这样艰困、简陋的环境下,想一个人静一静。

正巧一位朋友来访,看到吴楚低落的模

样，鼓励他何不干脆行医，还引用《易经》的话说："穷则变，变则通。"既然都已经到这步田地了，也应该变通了。

吴楚起初还推辞，谦称自己医术不精，

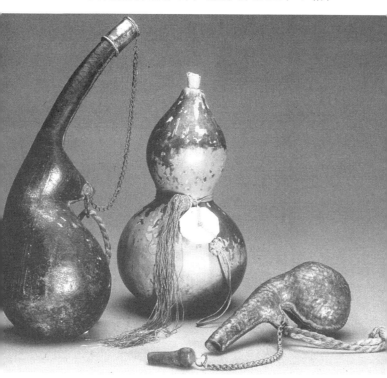

图 6 悬壶于门是传统中医的象征

不能行医。但朋友一再鼓励，劝说周围的人都对他的医技相当信任，他又何必自我怀疑。因此，就在旁人的鼓舞下，吴楚决定"悬壶于门"，正式开业。

医业与儒业

在此之后的两年，吴楚治疗过不少病人，也写下了许多医案。医案中的吴楚看来是个地方型的医者。他的病患多来自同乡，即徽州的首府歙县。偶尔也有患者从邻近的休宁、绩溪等外县赶来求诊，表示吴楚的名声不以歙县为限，但也不出徽州地区。吴楚曾经几次到江浙等地游览、行医，但在这些繁华地带，他的医学事业大概不甚得意，因而也没有久留。

他所面对的病患大多是徽州地区的小人物，比较有头有脸的，大概就是地方上的读书人。当他将医案汇集起来，以《医验录》为名出版时，为他写序的就是这些小文人。

在序跋文章中，这群文人异口同声，称赞吴楚是儒者，而且能"读书之大义，不落小儒章句"，又说他"儒为明儒，斯为明医。"吴楚在自序中，也说自己治病时，一定尊崇古圣先贤之法。这些文字一再表明，吴楚尽管选择行医，却始终企图保持着儒者的身份认同。这反映着吴楚时代的医学文化。

宋代以前，中国医学与巫术或道教的关系十分密切。在魏晋南北朝的中古时期，许多著名医生都有道教背景。但从宋代开始，中国出现了"儒医"的传统。自此之后，医生与儒学越走越近，跟巫术或道教的关系反而显得隐晦。

所谓"儒医"，可以有两种意义。第一是许多读书人，除了阅读儒家经典、准备科举考试外，也对医学产生兴趣，开始涉猎相关书籍。宋代重要的思想家程颐还说，如果父母卧病于床，却把他们交付庸医，那是不孝，所以要当个孝子，就必须懂些医理。因此，医学不只是种专业技艺，还可以是孝道的另类实践。

第二种意义，则是有越来越多在科举中失利的学子，为了糊口谋生，转而行医。而时序越往后，这样的例子越多，到了明清时代尤其明显。因为在这段时间，中国的人口快速增长，但科举考试的录取名额却没有相应地提高，考场的竞争因此越趋激烈，失败者也越来越多。吴楚就是这样的例子。像这类"弃儒从医"的读书人，往往会援引宋代大政治家范仲淹的话"不为良相，则为良医"，来自我慰藉。换言之，虽然考不上科举，当个医生，还是能淑世救人。

矛盾的选择

不过吴楚在儒与医之间，态度却一直都显得尴尬。他行医，却不甘于这样的角色；他想考科举，却一再地落榜。而我们从医案看到，无论在悬壶于门的之前或之后，他对于科考的兴趣都未尝或已。

有一年，吴楚来到扬州，不是为了经营自己的医疗事业，而是打算"习静课徒，屏绝医事"。麻烦的是，各方患病的朋友仍不断找上吴楚，让他不能专心读书。两年后，吴楚远赴省城应试，但刚到下榻之处，老友汪广澄便赶来求诊，担心自己会因病误了考试。结果，汪广澄的病得以痊愈，吴楚本人却是"落魄归里"。

几年后，吴楚又一次落第而归，这次连他父亲都不禁要责备他荒废正业。当时，吴楚本来打算闭关读书，发愤图强。却碰上族内一位四十岁的妇女，因为连续生育十余胎，身体虚弱。她的家人原已延请数名医者加以调治，孰料病情却日益加重，生命岌岌可危。吴楚受人之托前往看诊，经过一个多月的诊治，病人终于康复。只是痊愈不久，病人又因为染上风寒而再次找上吴楚。这次诊疗又花费十余天。

就在大病将愈之际，病人竟另请医者接手。即便吴楚费尽唇舌为自己的疗法辩护，依旧未能获得信任，只得暂时离开。十余日后，病家回头找上吴楚，恳求他出手救治，原来是病人的病情再次转剧。这次吴楚终于得以专任，独力为病人调养。七月初旬，吴楚因为当年度科考时间已到，终于离开。

这次的治疗花费时间良久，来来回回好几个月，或许因此还耗费吴楚不少心神，一边得与病人及其家属沟通，一边还得与其他医者斡旋。有朋友在读了这段医案后大为赞叹，说该案跌宕起伏的精彩程度简直可与《孟子》相比，其中"一治又一乱，一乱又一治，卒之大乱，而卒赖以大治。"眼看整个情势要平息之际，"忽而猛兽出焉，乱贼出焉，淫辞邪说出焉。"

至于吴楚本人，可能没有心思如此评赏。相对地，他抱怨，当时共同治病的那位"名医"，几乎三次要杀了病人，幸好三次都靠他出手相救。可是，今年都要考科举了，为了此事，反反复复竟就耗去了半年。他只能无奈地说，如果有其他人看了这则医案，能够分辨什么是正确的治法，而不至于误信庸医，那大概也足够欣慰了。至于功名，他的结论是："自有定分，多费时日，荒芜正业，不足致憾也。"错过的，也只能暂时放下了。

不过，吴楚对医业的态度不见得都这么正面洒脱。有次他不禁在医案中，抱怨自己不远千里跑来参加考试，而且还费尽钱谷，受尽辛苦，结果却是终日忙碌于为人治病，找不到时间为自己温习，简直是"舍己田而耘他人之田"。

吴楚的故事要让我们再次思量医与儒的微妙关系。尽管像前面所说，明清社会上存在着"儒医"的理想，而吴楚也以此自勉，但他在文字中流露的矛盾态度，却凸显出儒业与医业的内在紧张：当医者投入过多精力于医疗事业之上，必然会挤占原有读书的时间；但士人形象既然是医者追求的最高理想，那么即使是吴楚这般拥有一技之长的医家，仍不免要为了中举而反反复复煎熬。

行医的报酬

行医带来的尴尬还不止于此。行医既然是科举失利者的谋生手段，理论上，赚取金钱就是首要目标。可是时以儒者自况的吴楚，对此却又颇为不屑。这让他的行医生涯多了另外一层的矛盾。

对于那些重利轻义的医者，吴楚总是耿耿于怀。他认为，医者应该存着救人之心，不可把医疗作为发财的手段。他也断言，为利益而行医者，平时必定不会在医术上精益求精，看诊时也不会以病人为重，甚至可能坐视穷苦病人于不顾。

也许是出于同样心态，传统的医学史总回避将医疗事业与金钱挂上关系。在这种书写传统下，得以进入医史的医者，通常是行医不计报酬，甚至自掏腰包，为贫困的病人施药。这样伟大的情操固然令人敬佩，值得记载，不过从另一个角度想，这些医者若无一定的经济实力，如何还能布施天下呢？

在明清中国，行医可以带来丰厚的报酬吗？或许是可能的。比如生活在十六世纪的王中行。王中行来自世医家庭，还曾经远赴北京行医。起初他接触医学，并未打算以此为业。后来他的兄长不幸早逝，留下妻子和幼儿，王中行这才感慨地说："安有伟丈夫而不能荣其尊人，庇其同气，毋乃为洴澼絖。"

换言之，对王中行来说，行医有相当实际的理由，就是要庇佑家族内的亲友。但尤其值得玩味的是句中使用的典故"洴澼絖"。所谓"洴澼絖"，语出《庄子》，据说是当时宋人有种特别的药，可以防止手部皮肤龟裂，因而可以在水中漂洗棉絮（即洴澼絖），世世代代以此为生。有人知道了，想要向他们购买这个秘方。宋人于是聚集起来讨论，最后决定：世世代代只会漂洗棉絮，不过赚上区区几金，今天一下就能得到百两金子，当然成交。回到我们的故事里，王中行用"洴澼絖"这样的典故，暗示了将医技作为商品的心态，而且，这个商品还具有相当珍贵的价值。

另一位生活在明代的小文人汪裕吾，也很清楚医业价值所在。汪裕吾原本在地方上开课授徒，虽然小有名气，却不能以此满足。他心想，若仅仅在此地教授小学，名声大概也不出乡里之间，没办法有什么大成就，倒不如"以一艺闻诸侯且得丰吾养也"。他因此放弃了原本的执业，和王中行一样跑到北京行医。一开始只从身边的朋友开始，渐渐地名气也在地方的士绅圈内传开，终于连一些公卿贵人也开始指定汪裕吾看病，并奉上白银作为回报。这下汪裕吾终于一偿夙愿，得以好好奉养孤母。

还有一位名叫张朝宗的文人，更是因为医技过人，被尊称为国医而收入丰厚。他的

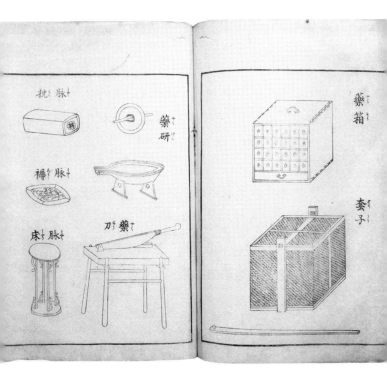

图 7 《清俗纪闻》中有关医疗与制药的图像

传记作者说，张朝宗的医技高明，最重要的是能有"捷效"，而且没有副作用。地方上的士绅和官员，因此都来向他买药。这位国医还主动地经营自己的医业，到大江南北四处走动，即便是偏远乡下，他也一定亲赴，因此客源广阔。而传记更写道，他一年可以获得上百金的报酬，其中十分之六来自药剂，十分之四则来自施行艾灸。其实艾灸等医疗手法，在明清时代颇为主流医者所贬抑，被视为是二流的手法。但从张国医的故事看来，艾灸依然为多数人们所欢迎。

医者的收入不全来自行医，也可能来自参与药店的经营。明代著名徽州医者徐春圃的家族，就在故乡祁门开设"徐保元堂"。另一位医者汪一龙，在芜湖经营"正田药店"，清代程敬通则与家人在浙江开设药店。

崇祯年间医者洪基，特别会营销自家开设的"胞与堂"。他将店中所制售的药品目录，加以整理出版为《胞与堂丸散谱》。据书中记载，洪基曾在店门口贴上榜文，希望寻求各地奇方。这一方面是刻意强调"胞与堂"的药品品质，另一方面也可见洪基为经营药店所做的努力。

除此之外，有些商人更会直接介入药店营

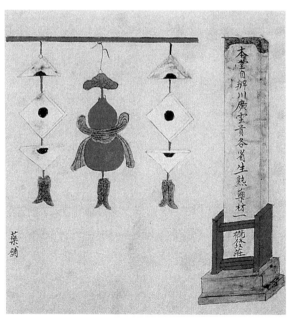

图 8　药铺幌子——清代北京药铺的招幌

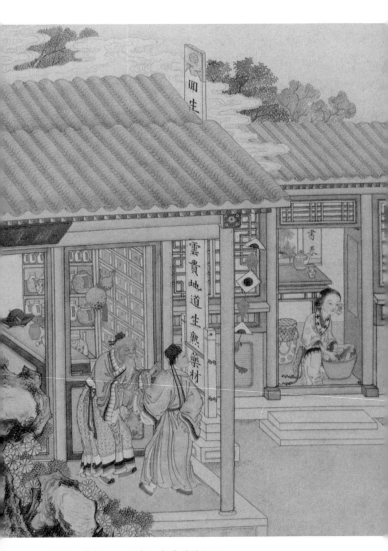

图 9　药铺——北京一家药铺的门面

运，如徽州盐商黄履暹在扬州开设"清芝堂药肆"，还延请著名医者叶天士坐诊。而药店的成功经营，也可以帮助开拓医者名声，徽州的陆氏世医，就因为家族"保和堂丸散"在各地大受欢迎，而使陆氏家族的医名传遍天下。

然而，医者固然可能从医疗市场中赚取利益，却也得承担风险，在竞逐中失败退场。就有医者为求糊口而远赴北京，最后却落得依靠他人接济。这种失败的例子，或多或少增添了医者的不安全感，因此许多讨好病家或是确保收益的方法，也就应运而生。有的医者即便医术不精，仍能透过外在表现哄骗病家。

吴楚就生动地描绘，这些医者每到富贵人家，一定详加思考，郑重演出，就算学识不足，还是要"闭目点首，手势推敲，曲作慎重之感，使富贵人感其慎重之意。"有时还会收买旁人，为自己吹捧。

由于在市场上的竞争激烈，充满变数，医者也会求神问卜，祈求医业顺利。明代有一篇名为《医士请神》的祝祷词，其中写着：

今据（乡贯）奉神信士（某）等，涓今（某）年月日，谨备清酌牲筵，特伸拜请：伏羲神农皇帝、岐伯先师、历代先圣群仙上真、天医使者、治病功曹。再伸拜请：住居土地兴旺福德尊神、招财进宝童子、和合利市仙官、值日受事功曹，一切仙圣，齐赴香筵，受沾供养。

这篇奇特的祝祷词，最引人注意之处，不是列举了伏羲、神农、黄帝（原文为皇帝）等传说中的医学人物，而是将招财进宝童子、和合利市仙官也一并纳入祭祀的行列。由此看来，医者看待财富的态度，可能跟其他行业的人们并无二致：赚钱还是相当重要的。

许多医者意在糊口，他们既然不能像某

些名医般岁入斗金，也只能用一些旁门左道来维持自己的医业。吴楚对此有着激烈的批评，却也理解这些庸俗医者的不得不然。他说，这些医者是"门前冷落，衣食迫肤，百计图利，利卒不至。"是穷途末路，才让他们发明了欺哄和取巧的方法。

吴楚虽然看穿这些人的动机与手法，却不愿意同流合污。相反地，对于行医的报酬，他有一套独特的经济原则。

吴楚的经济学

有次吴楚透过友人的介绍，为一位吐血症病患治疗。当时病家已经请另一个医者，持续治疗近半年时间，且付上酬金三百金，只是始终不能见效。因此，当病家找上吴楚时，还慷慨地承诺，愿意奉上支票一张，只要能治好病，要多少费用都无妨。

对于这种未治病先收费的"恶习"，吴

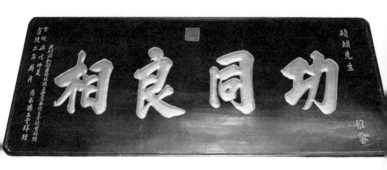

图 10 "不为良相，则为良医"是传统中国医生时常引以自况的名言

楚十分不满。他因此对病家说，只要能让病人暂时止吐，就请先付五十金。他特别说明：这五十金，是为了秋天考试的盘缠费用。而除此之外，剩余的药材费用，他会全部包办，不需要病家负担。他最后对病家说，如果可以治好吐血症，再来表示盛情不晚，实在不用急着摆出"市井之气"。

看来，吴楚虽不愿意像其他医者漫天要价，但也不完全排斥来自病家的金钱报偿。不过他开价背后，还有一个实际且"正当"的理由：科举之费。的确，对一般家庭而言，科举考试是家计的一大负担。不仅培养学子读书需要经费，考生远赴试场也需要准备盘缠。行医因此成为吴楚负担考试支出的方法。

在此，原本呈现紧张关系的儒业与医业，又形成另一重的吊诡：医业支持了儒业。一旦放弃了医业，可能连儒业的追求都要落空。而吴楚宣称"追求儒业"是他计算酬金的标准与理由，让他在收取酬金的同时，凸显自己与其他庸俗医者的差异。即便五十金已经是个不小的数目，吴楚却能巧妙地借此展现个人的操守，并与其他庸俗的医者做出区辨。

还有一次，吴楚治愈了老友许左黄之妻的热症。许左黄写信来道谢，信中饱含铭感再造之恩的话语。但他又说，自己无力回报，只好奉上祖传的宋代花卉绘画一幅，又加上佩玦一枚。对吴楚而言，这些古董玩物，与其说有什么实际的价值，不如说具有风雅的象征意义。在吴楚生活的时代，收集古董玩物，是文人追求的休闲活动之一。若能懂得鉴赏，似乎在品位上高出俗人一截。

不过在吴楚独特的经济计算中，有件事情要比上述的金钱报酬，或是古董玩物，都更为珍贵重要，那就是刻书。

吴楚的《医验录》之所以能够刊行，就是在治愈族中长辈后所获得的谢礼。协助刊印的友人说，既然吴楚志在活人，那么帮他将医案付梓，便是最佳的回报了。借由这本书，能够帮助更多人延长寿命，有助于上天的好生之德，不正呼应吴楚救人的初衷吗？

对此，吴楚的态度倒是有些暧昧。他宣称，自己起初并不打算要将医案出版，不过是单纯记下医案。他将这些医案比拟作"功过格"——这是流行于晚明社会的一种出版物，其中有几种固定的表格，读者每晚登记功与过，每月再转换为正负点数，看看自己这个月到底是好事还是坏事做得多，以此来自我警惕。吴楚想，既然是自我警惕之用，是否还有出版的价值？

因为不打算出版，所以他也没有特别将案例分门别类，只是依着时间顺序排列。有次吴楚与朋友聚会，其中一人对他说，既然是依照年月次第排序，那可以当成医史了。另一个朋友接着说，若是医史，那大概可以比拟《春秋》吧。面对这些恭维，吴楚不置可否，只借用了孔子著述《春秋》的话说：那么知我者罪我者，大概都源于此书吧。

吴楚接着又解释，由于没有计划出版，所以医案里头掺杂了许多粗鄙的谚语，或是枝节的对话。但他话锋一转又强调，医案本来就不是作文，而这些看似不重要的细节，才是最为关键处。少了病人与医生之间的问难，不容易讲清楚治疗手法的立基所在；而如果刻意修辞，故作文雅，则让事件失去了原本的面目。如此一来，医案原本分享经验的功能，反而打了折扣。因此，他宁愿将医案保持现今这般琐碎却也质朴的模样。

吴楚虽然一再宣称自己本无意出版医案，但在该书出版后，他似乎也得到一些间接的利益。比如有病人的家属，就因为读到了他的医案，而上门求医。换句话说，尽管吴楚把医案定位为传递知识、分享经验的媒介，但它其实也宣传了医者的名声，等于是另类的广告。

或许因为如此，吴楚不久后又打算出版《医验录》的续集。

只是这第二集的付梓过程，却比第一集曲折得多。当时吴楚无力独自负担出版的费用。如同我们曾提及的，他说家中食指浩繁，没有多余的经费来刻书。因此在行医的过程中，他几次希望病人为他刊刻医案，作为回报。

比如那位曾经阅读过《医验录》的病人，吴楚就希望他的家属能提供经济支援，以便将《医验录》第二集也加以出版。吴楚还劝对方，出版此书属于"功德事"，有百利无一害。病家当下听了，欣然答应。不料当病人的症状痊愈，精神恢复后，一行人竟也就飘然往其他地方去了，留下错愕的吴楚。他只能事后在书里，大叹世道如此。

这不是病家唯一一次破坏与吴楚的承诺。另一回，吴楚为一位学友的弟弟看病。病家再次答应吴楚要协助刊刻《医验录二集》，作为报酬——很可能又是吴楚主动提出的要求。结果在细心诊治十余日后，病人拿了药，回到家中静养，刊刻医书一事却是无声无息，没有下文。吴楚又一次气愤地在医案中，痛骂他们简直缺乏良心。

到头来还是一群朋友慷慨解囊，吴楚的《医验录二集》才得以出版。由于不忍花费朋友太多金钱，吴楚删之又删，从原本上千则案例中只筛选出十分之一付梓。即便如此，这十分之一、原定四卷的篇幅，最终也只有一半得以刊行。

好不容易出版的前后两册医案，见证了吴楚的医业生涯，也为他在历史上留下了一席之地，即使他似乎始终都怀抱着另一个梦想——科举的梦想。

风雅医生

孙一奎与吴楚生活的时间相差了约一百年，而两人的际遇全然不同。孙一奎是晚明徽州重要的医家，他同样写了长篇大论的医案。除此之外，他还有不少探讨医理的作品问世。这些作品在明清之际，就被翻刻了许多次，广受欢迎，甚至远传到日本去，受到当时江户日本医家的关注。孙一奎的生命故事和吴楚因此形成了有趣的对比。

医学事业的建立

童年时的孙一奎曾在地方学校读书，据后人的描述，此时的他相当具有天分，十足读书种子模样。哪怕是深奥的《易经》，他都

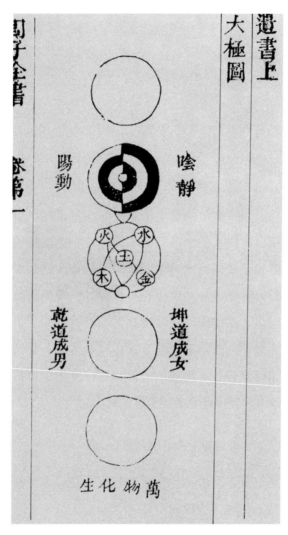

图 11 孙一奎在他的著作中借用了理学的太极图像

44

能一一明了，让私塾里的老师印象深刻。不论这种记叙是否有溢美之嫌，孙一奎长大成人后，确实仍对《易经》保持兴趣，他甚至认为，不懂得《易经》的人，无法成为好医生。即便有这般天分，孙一奎与仕途却是渐行渐远。

十五岁左右，孙一奎被父亲派往浙江一带，与堂兄学习经商。这段经历成为他人生中的转折点。在浙江，他遇见一名通医之异人。此人宣称自己握有灵药禁方，只待遇见适合的对象，就要将秘密传授出去。而孙一奎正是他看上的有缘人。

他于是告诉孙一奎，若能好好研读医籍，不仅可以自保，还可以救人。然后劝告他，"何必劬劬奔走，齷齪筹计为哉！"孙一奎似乎被这番话打动，下定决心要弃商从医。

从外头回到家后，孙一奎将这件事禀告

父亲，并询问他的意见。父亲大表赞同，甚至告诉他：从事医业跟担任宰相一样，都可救治许多人，而两者要远比从商好多了。又一次我们看到了医业与儒业的比附关系。

在孙一奎从医的路上，父亲不是第一次扮演推手的角色。据孙一奎自称，他幼年时之所以曾对医学萌发兴趣，正是来自父亲体弱的刺激。原来，孙一奎的父亲因为长期科考失利，郁郁不得志，导致身体虚弱。孙一奎看在眼里，早有亲自为父亲疗病的想法，只恨未得一身医技。孙一奎心里想起的，可能也是程颐的名言："事亲者亦不可不知医。"因此，当商贾事业需要奔波辛劳，还得"龌龊筹计"，医业显然是更好的职业选择。

从上列孙一奎的自述中，一个弃商从医，且对儒家经典充满浓厚兴趣的形象跃然纸上。但孙一奎在商业、儒学和医学之间的徘徊，可能比这段故事更复杂一些。

有名同乡在为孙一奎的医书写序时就提到，当时孙一奎从异人手中获得了秘方，回家成功治愈了父亲的病，当下竟欣喜地说："吾何苦事儒耶！要以显亲宁亲，儒、医等耳。"

看来，当孙一奎决心以医为业时，心中的感觉更像是放下了重担。既然科举考试竞争如此激烈，那何不转换跑道，专心行医？既然科举考试最终的目的，是要光宗耀祖，那么当个成功的医生，又有何不可？

后来，孙一奎果然成功地建立起他的医学事业。

决心从医以后，孙一奎离开家乡，远赴许多地方，最终落脚于苏州地区。孙一奎大半生涯活跃于此地和附近区域。当然，孙一奎也曾经在故里徽州执业。在这两个不同的地区，孙一奎所面对的病人群体有显著差别。在徽州，上门求诊的病患大多没有官衔，其中有不少还是宗族之内的亲戚。

但在江南地区就不一样了。孙一奎在此地救治的病患，有不少达官贵人。当然，也有些是一般的生员或举人，只能算中低阶层的小文人。但孙一奎不厌其烦地记录他们的虚衔，或许是借此自我宣传，又或许反映他个人对于儒生或士人身份的欲望投射。

初到江南之时，孙一奎不过是个寂寂无闻的小子。他之所以到这个地区行医，肇始于宗族内的长辈邀请他为朋友疗病。孙一奎在多方考虑后，接受了邀约。同年仲秋，地方上发生严重的流行病，据孙一奎自称，他在三个月内治愈了男妇婴孩共七十二人，这些人大多来自地方望族沈氏。正是在这期间，他结识了高官沈桐，在异地打开了名声。

在孙一奎救活了沈氏一族七十余人后，

沈桐为他撰写了一篇文情并茂的颂扬之文，内中盛赞孙一奎之医术与医德，又称他的功劳是"千金不足为其重"。这段文字，后来被收入孙一奎的医案中。

儒学与道教

孙一奎的医案，由他的两个儿子以及门生弟子编纂而成，名为《孙文垣医案》。书一共分成五卷，载有医案三百九十八则。据编者所言，刊行的数量不过占原稿的十之二三。换言之，就和吴楚的医案一样，剔除了不少手稿中的案例。

我们今天看到的《孙文垣医案》，一开头就包含许许多多类似于沈桐的恭维文章。有人说他的著作可以跟《素问》、《灵枢》等医学经典相提并论；有人将他从异人手中习得医技的故事，拿来和扁鹊比拟。后者据说因为结识了一位神仙，获得特异功能，能够看穿人体，洞察脏腑。

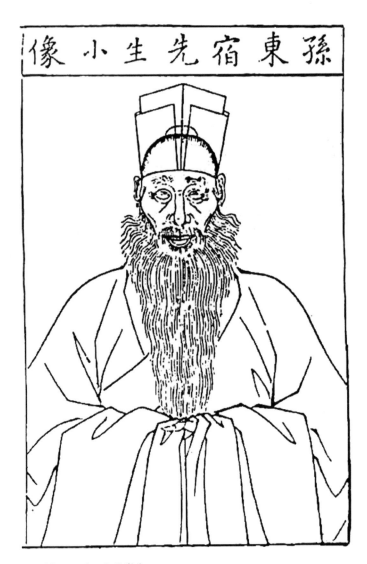

像小生先宿東孫

图 12　孙一奎的肖像

还有人赞美孙一奎的外表，说他"炯然其眸，飘然其髯"，又说他一定有独特的养生秘方，才会怎么也不老。而孙一奎的表弟，则说他气宇昂藏，谈吐过人，而且颇具威仪。但孙一奎最引人注目的外观特征，大概是他的一脸大胡子，甚至有人因此恭维他为"美髯公"。在孙一奎的医案中，他更附上一张个人画像。画中他的外观，确实符合上列诗文描述。

书籍中附上作者肖像这件事，并不像今天这么理所当然。这是孙一奎所生长的明代末年，方才出现的现象。有学者认为这是明末"媒体革命"的表征，代表中国书籍史上的新阶段。在此之前，大多数书籍都是以文字为主，较少搭配插图。直到明末，印刷图像越来越广泛。虽然如此，此时出现在文集中的人物肖像，还是以大作家、大思想家为主，比如苏轼与王阳明。渐渐地，有些想要跻身文人行列的作者，也开始将自己的画像放入出版物中。孙一奎就是其中之一。

尽管孙一奎与文人的交往密切，他与道教的关系却也颇为暧昧。当时为他赠诗写序的文人，就隐隐约约点出这一点。比如有位自称"浔阳山人"的董份，就说孙一奎好比医神孙思邈，而且"怪尔有仙风"。另一位同是"山人"的王仲房则以诗词描述孙一奎的仙风道骨："海阳闻孙君，蚤住天都山，幽觅轩皇灶，丹砂炼九还，初还今已就，亦可回衰颜。"如果我们想到明代晚期流行的"三教合一"，也就是混合儒释道三家的风潮，那么孙一奎在其中游移的形象，就不难理解了。

孙一奎的另一本名著《赤水玄珠》，也借用了《庄子》的典故。据《庄子》所记，当时黄帝遨游于赤水之北，登上昆仑山后，往南眺望风景，返回之后却发现自己将珍贵的玄珠遗漏在原处。黄帝先后派了几个人回去寻找，这几个人若非聪明绝顶，就是眼力过人，再不然就是能言善道，可是统统无功而返。最后反而是一位名为"象罔"的人达成了任务。象罔平日过得恍恍惚惚，对什么事都不留心，想不到这回竟能建功，连黄帝都不禁诧异。庄子用这个故事来说明他在在倡言的人生哲理——有心的追求不如无心的顺应，而看似无用的事物往往会在关键时刻发挥大用。孙一奎借用这个典故，或许也在自况他意外的医学生涯吧。

孙一奎亦曾经邀请二十位朋友，阅校《赤水玄珠》的书稿，并将他们的名字一一罗列于书前。而《赤水玄珠》和《孙文垣医案》一样，都邀请了许多地方的士绅撰写序言。这与今天出版业的营销手法，倒是有些类似。

特别的是，为孙一奎写序的作者中，几乎没有人是以医生身份发言。相反地，他们有的是以病人或病人家属的身份，现身说法，为孙一奎高明的医技背书；有的则是以读者的身份，赞叹孙一奎的医学发明何等精彩。后一种作者，似乎也粗通医理，可是很难称得上是专业的医生，至少他们在署名时，都强调自己文人或士人的身份，而非医生。

从这一点看来，相较于现代医生们组织各种团体，并为彼此的专业背书，孙一奎的世界中似乎缺少医者的"群体感"。也就是说，他并不觉得自己与其他的医生属于同一个专业团体，也不认为有必要凸显这一点。

当孙一奎与异乡的士人热切来往，他与家乡的医者，关系更是显得淡薄。出现在他笔下的医者，多半是负面形象，更明白地说，大多是庸医。孙一奎甚至不避讳指名道姓地批评家乡的医者，说他们医技不精。在孙一奎眼中，似乎并不存在一个值得敬仰的"徽州医学"传统。

此外，当其他文人和士人热情称扬孙一

奎有儒者之风，孙一奎却仿佛不认为有人能和他一样，在医术跟道德两方面都有足够的水准，称得上"儒医"。这并非在暗示孙一奎个性自负，而是要指出在明清两代，"儒医"虽然是许多医生的共同目标，却不是共享的身份，反而更像是争夺的标签。

孙一奎的病人

与士人的交往，不仅带给孙一奎的著作众多推荐的文字，同时拓展了孙一奎的客源。当孙一奎在沈氏一家建立起初步的医名后，沈桐儿子的同学张后渠也找上门来。紧接着沈桐家中的家庭教师，又把孙一奎介绍给另一位友人。而孙一奎在友人程道吾的家中行医时，程的亲友更先后前来求诊。

当孙一奎进入大家庭，他往往也扮演全科医生的角色，家中男女老少的病痛一手包办。如他为一位名为周凤亭的朋友治愈了湿热壅滞的病后，又接连看了其子及其六岁的孙女。

孙一奎的病人在一封信中写道："不肖垂残余息，乃至有此时者，足下再生之也。且小儿又蒙乳剂，小女舍亲俱赖国手，此生此德，其何以报之！"可见除了病人自己，他的儿子女儿，也都交给孙一奎治疗。

孙一奎的全科医生形象有其古典根源。战国时期的名医扁鹊，据说是"过邯郸，闻贵妇人，即为带下医；过雒阳，闻周人爱老人，即为耳目痹医；来入咸阳，闻秦人爱小儿，即为小儿医；随俗为变。"像扁鹊这样的名医，是不会为专科界线所局限的。

早在孙一奎初到江南之际，就有患者恭维他能"随俗为变"。也因此，孙一奎虽然身为男性，又并非专门妇科医者，但他笔下仍记录了许多为女性病患看诊的过程，包括年纪较长的老夫人，年轻一些的女性，当然还有女童。而他所负责的病情，除了一般的头痛、眩晕、便血等问题，也有性别色彩比较强烈的妇女疾病，甚至他还曾治愈两名女性羞于启齿的隐疾。

在所有留存下的案例中，至少就有一百七十九例是女性患者，几乎占了一半人数。有些人认为前近代中国的男医生与女病人之间，因为"男女授受不亲"等缘故，因而接触较少。这种说法有一定的道理，但显得有些粗略。从孙一奎的例子看来，男女之别对他的诊疗似乎没有构成特别的障碍。

除男眷女眷外，家中的长工奴仆也是孙一奎诊治的对象，以江南的显贵董浔阳为例，不仅他本人和媳妇曾寻孙一奎看过病，就连他最喜爱的厨师患了痢疾，也是求助于孙一奎。换言之，孙一奎的客群虽以士人为主，但却也不限于此。

除了上述的奴仆之外，他也曾经看过妓女、商人等等。这些患者虽不属于士人阶层，但或许还有一定的经济能力。一名染匠为了替妻子求医，就特地雇了艘船来拜访孙一奎，如此手笔恐怕不是一般的贫民所能负担的。

一个特别的例子是徽州的叶子黑，他在遇上孙一奎的时候已经是"家事窭乏"，无力为他染病的妻子求医，甚至连丧葬事务之费，都得由邻里捐款协助。最后还是孙一奎出面，劝邻里朋友将原本用来助殡之费挪以购买人参等贵药，才救了该妇一命。

儒医程茂先

孙一奎很能代表明清徽州的某一种类型的医家。这群医者在学成之后就出外行医，在异地逐步拓展起自己的名望。他们与地方的士人搭架起友谊网络，进而建立成功的医疗事业。

生活时代比孙一奎稍晚的程茂先是另一个有趣的例子。他来自徽州最富裕的歙县，并同样在江南各地行医二十余年。程茂先平

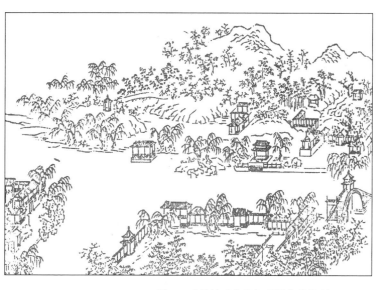

图 13 《扬州画舫录》所描绘的扬州

生只留下一部篇幅不长、流传不广的医案，
这部医案刊行于明朝末年，或许因为紧接而
来的战乱，导致《程茂先医案》几乎要消失
于人世。

明清两代，扬州聚集了不少来自徽州的
医者，反倒是出身扬州本地的医者人数较少。
十八世纪著名的《扬州画舫录》就明白记载着
"扬州医学罕见"，作者李斗数来算去，扬州本地的好医生也不过就七八人。这或也提供了离乡背井的徽州医家一个大显身手的舞台。

徽州医家之所以选择来到扬州，与徽州商帮应有一定关系。在晚明到盛清这段时间，扬州成为歙县商人的聚集地，对于初到异地的医家而言，这些同乡的人际关系很可能在他们尚未站稳脚跟前，提供必要的协助。就如同那些出外的商人一般，在异地透过同乡情谊支撑起人际网络。

因此，徽州医家在江南地区的分布，也就与商人的势力范围交叠着。许多来自歙县的医家，和同乡程茂先一样落脚于扬州；至于像孙一奎这样出身休宁的医者，则以苏州地区为行医的据点——明清时期，在此地经商的新安商人正好是来自休宁和婺源。

对后代医史家而言，程茂先的知名度和重要性可能都比不上孙一奎。但在他的时代，程茂先确实也在扬州拥有一番事业。和孙一奎相仿的是，程茂先也结交了许多地方上的士人，并为他个人的医案换来数篇序跋文字。

不过，他与文人情谊不仅止于医生与病人的关系，而有更深入的交往。

程茂先的友人汪逸与汪洋二人曾在扬州城西北聚集文会，和当时大多数文会一样，参与的人物以交换彼此诗词为乐。汪逸和汪洋也来自徽州，可能出于同乡情谊，他们也邀请程茂先加入文会。后者才思敏捷，很快就获得会中文友的赞赏。众人饮觞唱和之际，程茂先也会拿出自己的医案，展示于朋友面前，既是寻求意见，又是自我宣传。可见明清医者对于文人生活的追求，除了纯然享乐外，也能对自身的医疗事业有所帮助。

程茂先虽然在扬州待了二十余年，也成功融入扬州地方的文人社群，但他始终保持

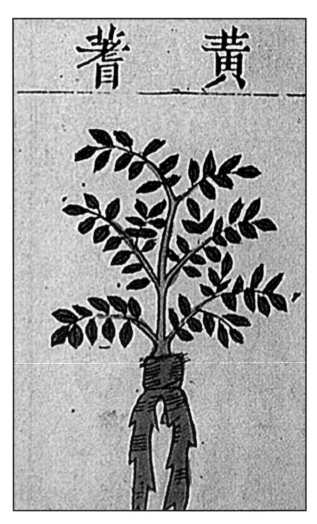

图 14 《本草纲目》中的黄耆

一种"异乡人"的姿态。如他说扬州人"原畏参耆，如畏蛇蝎"，但徽州地区的医家却正好喜用人参与黄耆等热药。这一点让程茂先在扬州受到了不少攻讦，原来他的竞争对手们，"每见用参，因而媒孽其短，从中诋毁，迎合主人。"显然，他从不同的用药习惯上，清晰地认知到自己外来者的身份。

程茂先与孙一奎一样，都在异地开展自己的医学事业，而且颇为成功。他们顺利地与文人和儒生，甚至是地方上的达官贵人，建立起友谊关系，也打造了个人的声望。相较于吴楚尴尬的心理，程茂先和孙一奎的"儒医"认同，似乎毋庸置疑。

从吴楚到程茂先，我们看到"儒医"理想在不同的生命中，刻画出不同的痕迹。不过在此之外，明清社会中还有各式各样，不能被儒医涵盖的医疗方式。接下来的两章，我们就要看看儒医以外的医疗世界。

全科与专科

孙一奎曾经治疗过一位产后腿痛的妇人。起初，病家请来专门的妇科医者诊视，并投以八珍汤，但经过服药十日，病情却越转剧烈。

正巧此时，孙一奎遇见妇人的公公，他听了病情之后，判断是产后败血所致。但病家对孙一奎的推测似乎不以为然，又找来另一位妇科医者。这次妇科医者投以十全大补汤，结果却是疼痛加剧，大发寒热，腰间还长出了一颗毒瘤。

病家于是又请来另一名外科医者善后——这已经是病家找来的第三位医生了。不料后者看了之后，却大叹"不可为也"。这时，病家想回头找上前一位妇科医者，他却推说自己只负责胎前产后之疾，外在的毒瘤不在管辖范围内，因此打算辞去。

病家这下才想起孙一奎的名声，而连忙

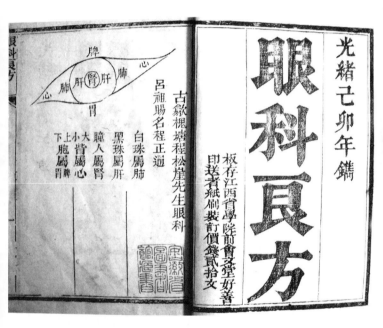

图 15　光绪年间的《眼科良方》，用五脏的理论解释眼疾。原书藏于安徽省图书馆

将他迎来。对此，孙一奎不禁要感叹为时已晚，但仍然开了人参、附子等药，希望能暂保病人之元气。这时外科医者原本要再次从中作梗，质疑孙一奎的药方，但病家对他早已经失去信赖。病人因此按着孙一奎的方子，吃了四帖之后逐渐好转。

事后，孙一奎对病家详加解释医理，病家不得不大叹"专科之不足恃也"。

专科不足恃?

"专科不足恃"是这些医案中常见的基调。在孙一奎看来，专科医生的知识狭隘，只懂得循着固定的方法治疗，不知变通。更糟糕的是，专科许多陈陈相因的疗法，根本上是有问题的。比如当时人们相信产后不得服人参，因此即便产妇虚症百出，妇科专门医生仍坚持用益母、泽兰、防风、柴胡等药，就是不用人参，吴楚就认为这只会使产妇更加虚弱。

吴楚或孙一奎这一类的医者，往往以"内科"或"大方脉"自居。他们实际处理的病案当然不限于此，只是对他们来说，一切诊断的基础应该回归内科，回归基础的医学理论，而且回归经典。换言之，无论遇到什么样的病征，只要掌握住"辨证论治"的根本道理，便无所不可治。在这个意义上，能通内科的医生等于是全科医生。

但在同一个时代，明清社会上存在着许许多多的专科医者。在明代官方的分类中，医学就分为十三科：大方脉、小方脉、妇人、疮伤、针灸、眼、口舌、咽喉、伤寒、接骨、金镞、按摩、祝由，清代的官方也大致延续如此分类。这大概可以反映出专科在中国医学中的多元。

而根据当时人的描述，在明代南京城内，就有许多专攻不同科别的医生，各自拥有一片市场。这与今天一般中医诊所无所不包的取向，相当不同。

有趣的是，尽管身为全科的医案作者反复强调"专科不足恃"，病家却时常更信赖专科医生的治疗。

有回孙一奎族内的女性长辈戴氏，因为患痫而急于求医。孙一奎虽然与病家素有交情，但因戴氏女儿辈信赖妇科"医博黄氏"而没有出面。直到戴氏的孙子尔嘉看到祖母病情日益恶化，哀求孙一奎出手时，他才坦承自己非不愿帮忙，只怕一开口有诋毁黄氏医者之嫌，反而招致戴氏女儿们的流言蜚语。

只是，根据孙一奎的自述，他方才诊脉完毕便惊觉大事不妙。因为戴氏的病情已急，那些"不谙医药"的妇女却可能理念不同而阻扰医疗的推行。孙一奎于是要求尔嘉尽快找回他的祖父，也就是戴氏的丈夫，回来主持家务。但戴氏的丈夫此刻正在浙江一带，如何能即时赶回徽州？

为了解决这个问题，尔嘉的朋友建议，不如将黄氏医者留下，以安定家中妇女之心，再把孙一奎的药方伪装成黄医之剂，让老太太服下。尔嘉与孙一奎欣然同意，结果果然奏效。只是不明就里的黄氏妇科还认为老太太的康复是自己的功劳，洋洋得意地说："寒家业医五代，似此大病也不多见。"直到尔嘉的祖父回来，黄氏才被狼狈地赶走。

这故事虽然有个完美结局，内中情节却让我们看到孙一奎作为全科医生的弱势处境：他竟然得采取"偷渡"的手法，才能遂行自己的医疗。

这不禁要让我们重新思考，明清的专科医生在社会上扮演了什么角色？他们究竟是怎么样的一群人？在孙一奎等人笔下，专科医生往往医术不精、墨守成方，缺乏医者应有的眼界与识见。但真是如此吗？我们不妨来看看活跃在明清时期的两种专科医生。

幼科医家许豫和

先说许豫和吧。许豫和是清代乾隆年间的医者，十五岁时因为生病而放弃儒业，转而从同乡的幼科世医程嘉于学医。程嘉于大多以口述心传的方式教授医技，门生许豫和却是勤于著述，一直到七十八岁的高龄，还有著作出版。许豫和的著作之多，是多数专科医生难以比拟的。他因此提供了一个绝佳的窗口，让我们看见明清专科医生的理念与实践。

许豫和终身行医范围多不出徽州一带。他在自己《怡堂散记》中留下了一些简略的医案，其中多数的患者是亲戚和友朋的儿孙。或许因为如此，他很注意各种疫病与风土的关系，甚至进而宣称，东南地方的医生，应该体会到在此行医，治法应该与西北等地不同。

这样的说法在明清时期并非特别的见解。当时医界对于中国境内不同地区的差异

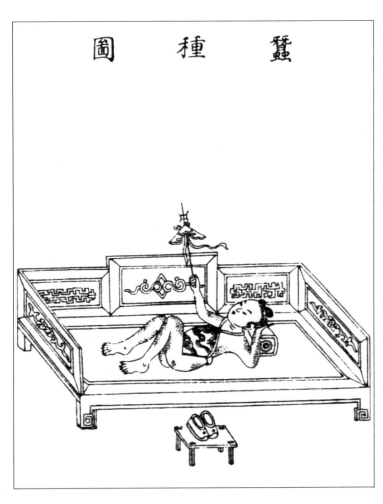

圖　種　蠶

图 16　传统中国医生十分重视痘疹，因为它对幼儿往往造成严重的影响，甚至可能危及生命

越来越敏感，更相信不同区域，比如南方与北方，会产生不同的疾病，也应该采取不同的医疗方法。这是一个关注疾病与环境互动的时代。

但许豫和不止于此，他更具体、更细致地认识到自己故乡与其他地区的差异。他自称生长于山林之中，见闻不广，不过所治疗的，都是徽州歙县的风土之病。换言之，他相信一个特定的区域，会有该地独特的疾病。

许豫和与许多内科医家一样，反对拘泥成方的医者，并鼓吹阅读医经的重要。他认为如果不能读书，只是靠着家传，只能算是卖药的，.称不上医生。

此外，读书不能乱读，也不能偷懒，而是需要从早期的经典开始，一直到中国医学金元四大家——刘完素、张从正、李东垣、朱震亨——都要精通。

许豫和自己以身作则，确实对医学理论提出一些心得。在评论金元以降的医学发展时，他就能看出个中医学理论的分歧状态。比如，明代的名医薛己所治疗的人，都是王公贵族，可是张从正的病人大多是所谓"山野藜藿之辈"，也就是住在荒郊野外，吃些野菜的人。因此，如果把薛己的药方，拿来治张从正的病人，只会恶化病情；反过来，如果把张从正的药方，拿去治薛己养尊处优的病人，那么三帖药还没服完，恐怕就要气绝身亡了。

从这点评论可以看出，许豫和虽然强调读书的重要性，但也十分重视实践，强调临场的判断。所以他说，要学医，首先得要跟着老师看病、实习。在另一篇名为《读经》的文章中，他也说医者除了通读经典外，稍微懂得大意，就要在实践中体会经典的意义。他说，"若徒恃经文，虽朝诵夕讲，不知随时印证，茫茫沧海，反有望洋之叹！"

明清许多内科医生不愿施行针灸与按摩，认为这不是高明的技术。不过许豫和并不同意，他甚至还曾专程远赴苏州，向前辈学习。不过，他强调，就算是学习针灸这样专技性的医疗手法，也要熟悉相关的医学典籍，比如《灵枢》、《素问》，还有现存最早的针灸专书《甲乙经》。

许豫和在实际施行治疗时，与内科医生也是大同小异。他很重视把脉，因为幼科传统上素有"小方脉"之名。这当然让幼科与内科（大方脉）之间的分野不那么明显。但身为幼科医生的许豫和，明显掌握了一些幼科特有的治病之法，如一般习见以寸口为取脉之处，但他所受的训练，是以虎口取小儿之脉。

从许豫和的例子看来，幼科医生与内科医生，无论在医者养成或是治疗手法上，都有类似之处。尤其对阅读医经这一点，许豫

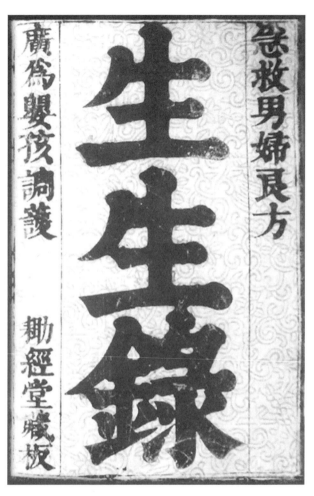

图 17　安徽省图书馆所藏之《生生录》，结合妇科与幼科的内容，在传统中国医学中，这两项专科时常被并列在一起

和与内科医生可谓所见略同。不过他更喜爱强调自己是理论与经验并重，故而宣称，行医的人应该是"以书本为体，见识为用。"因为当碰到急症之时，根本来不及谈那些理论，只能全凭个人"见识"。

许豫和似乎并不急于凸显自己专科医生身份。他与内科医生一样，认为医学跟儒学是相通的。也就是说，身为幼科医生的他，同样冀望附丽于儒生形象之下。只是他在自己的书里留下这么一句："医是儒家事，儒家未肯兼。"恐怕才点出了儒与医之间真正的关系。

幼科徘徊于专科与内科间的定位，这让我们想起妇科。在传统中国医学中，幼科与妇科原本只是附属在内科之下，到了宋代才独立出来，成为一门专科。但一门"专科"成形的背后，牵涉着许多概念与知识的转型。比方说，人们要相信幼儿的身体与妇女的身体有其特殊之处，因而需要一套不同的治疗体系。

在今天幼科、妇产科充斥街头的时代，这看似理所当然。但在历史上，很多时候幼儿或女性的身体只被当作成年男性的未完成版，看病时只需要伺机调整，不一定有必要独立出来，特别建立一套医学理论或治疗方式。

值得注意的是，宋代独立的妇科，到了明代之后又被内科吸纳，丧失原本的地位。两性身体观的差异，也因此再度变得模糊，或者说在治疗时没那么重要。很多男性的内科医生，像我们见过的孙一奎，就不避讳插手妇科事务。

这种专科与内科间的分化与合流，深切影响着医生的身份认同：全科医生和专科医生的界线在哪里？哪些是内科无法处理的疾病？这些问题，充满着游移和模糊的地带。为了进一步思考这个问题，我们要比较另一个更特别的专科医生：喉科。

郑氏喉科

今日耳鼻喉科诊所在大街小巷十分常见，有时甚至要让人忘了它是项专科。而对许多现代人来讲，中医喉科似乎也是颇为殊异的事情。不过十七、十八世纪的徽州，就存在一个著名的喉科世家：郑氏喉科。

郑氏喉科的代表人物名为郑承瀚，他和他的父亲、祖父都是以喉科闻名的医家，他们将自己开业之地取名为"南园"，并自称为"南园喉科"；而郑承瀚的叔祖则领导了另一支"西园喉科"。至今郑氏后代依然在故乡开业，虽然他们所受的医学教育已经超越家族训练，诊所内也添购了许多新式医疗器材，但郑氏世医的传人仍将行医重心专注于家族传统：喉科。

不仅如此，他们仍旧使用着祖传的招牌秘方。和今天一般中医开内服药方的方式不同，郑氏喉科直接将药品喷入病人的咽喉之中。这种治疗方法想必也颇为见效，否则无法解释郑氏何以能在地方上维持不坠。

由此可以想见，许多专科的医学世家，

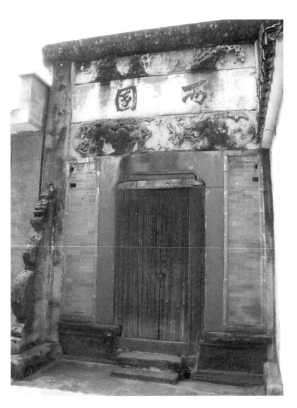

图 18　西园喉科的大门

只要掌握一些特殊的秘方，就可以在医疗市场中占有一席之地。在徽州当地，就还有许多著名的专科世家，比如"歙县黄氏妇科"，或是"吴山铺程氏伤科"、"蜀口曹氏外科"等等。其中不少世家的后代，过了数百年，仍然在行医。

但郑氏喉科不但在地方上有名声，更出版了重要的喉科典籍。郑承瀚的父亲郑梅涧就曾经撰写了一部《重楼玉钥》，这是中国医学史上早期出现的喉科专著。该书分为上下两卷，上卷主要讨论喉科的三十六种症状，并附上各种治疗方法，下卷则是以针法治疗喉科疾病的指南，包括一些便于上手的歌诀。

在一般全科著作中，喉科往往只分到五官科中的一小部分，篇幅不会很多，但在《重楼玉钥》中我们却看到这门学科发展出了相当精细的知识，如其中记载的三十六种独特的病名——包括"斗底风"、"鱼鳞风"、

"双松子"、"帝中风"等等——都是一般内科未能言及的。

郑氏喉科所使用的疗法也自成一家。《重楼玉钥》中所记载的疗法，往往结合针法、外敷和内服，以及吹药入喉等几种。比如对于胸前红肿而难以吞咽的"斗底风"一病，书中就记载要"先用角药加摩风膏少许……次开风路针，三吹冰硼散，四用紫地汤。"而对于满口成疮的"咽疮风"，则要"先用角药，次开风路针，服紫地散，以冰硼散吹之。"如此看来，郑氏喉科的治疗重心，都是以外治为主。这显然与内科医家习用的汤药丸散，有着迥然差异。

尤其特别的是，《重楼玉钥》还教导人用刀切开患处，而且屡屡出现如"善用针刀割不妨"、"善使针刀泡立平"，甚至是"若还不识针刀法，患者如何得便瘳"这一类口诀。而为了避免刀法失误，书中也记有止血之用

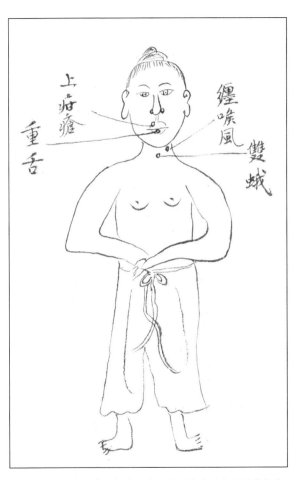

图 19　喉科的医学思想中，有许多不存在于主流医学的特
殊名词

的"万益丹"之方，足见他们对于如何应对用刀疏失，已有相当经验。

郑氏喉科之所以采取这些侵入性的疗法，为的是求"速效"。《重楼玉钥》说，喉科疾病常常在数天之内就决定生死，而安危就在转瞬间，因此医家必须当机立断，进行治疗。而治疗的方法，更必须要快。

郑梅涧因此常会以针刀刺入患者的颈部，结果是"出血如墨"，病者却能"豁然大愈"。可见这样的外科刀法，确实可能立建奇功。

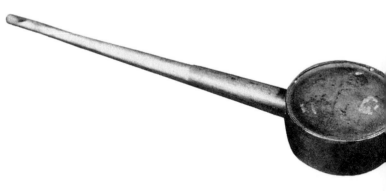

图 20　喉科吹药时所用的器具

就这一点而言，郑梅涧与孙一奎的态度是大异其趣。孙一奎曾说自己"生平心慈，不能用针。"如果连用针都感到困难，那要用刀割开病人的咽喉，恐怕更要难以接受了。不过郑氏喉科能在当地长期经营，证明这种开刀的手法，在医疗市场中相当受到认可与欢迎。

乍看之下，喉科的疗法透露着浓厚外科色彩，与内科形成强烈对比。但这本书到了郑梅涧的儿子郑承瀚手中，却出现了微妙的改变，尤其是对针刀治疗的立场。郑承瀚在他自己的书中说，针刀之术不可以妄用，非到救急时刻不行。他又说，最近市场上很多喉科医生，不顾病人痛苦，特别喜欢开刀。

他甚至认为，能不开刀，最好就不要。因为不开刀，痊愈之后不会留下伤口，治疗的过程也必较少痛苦，"岂不快哉"。但他有点不满地说，现在很多人都喜欢把开刀当作本事，不管什么症状，第一要务就是开刀。开一次不成，隔天再开。

他带着嘲讽的口吻写道，开刀当然可以治好一些病人，不过更多是被这种技术给吓跑的。很多医生竟还沾沾自喜，以为病人已经痊愈，殊不知病人其实是为了逃避开刀，而另求他医。

郑承瀚还记载一位程老先生的喉病案例。此人因为舌底肿胀，进食困难，一连找来几个医生都治疗无效，就这么拖了一年。有天碰到一名善于用刀的医者，硬是将肿硬处切开，结果却是血流了满地，过了半月就死了。另一方面，郑承瀚记录他自己用六味地黄汤等内服药，成功医治病患。他对于外科刀法的贬抑心态，在此处昭然若揭。

就算是碰到同样的病症，郑承瀚与他父亲也可能有不同的态度。以名为"双燕口风"

的喉病为例，郑梅涧主张要"靠肿处，将刀轻轻刺破。"但郑承瀚却写着："此症初起，只需吹赤尘散，胜用角药针刀多多矣。"

如果说父亲辈的郑梅涧，在书中谨慎地提示读者使用针刀的时机与方法，反映出他对此法的看重；但做儿子的郑承瀚，对于使用针刀显然就远为消极、负面，能避就避，能使用汤药就不用针刀。

有趣的是，在郑梅涧的时代，他用针刀、吹药与外敷等疗法，可以是种独特的"卖点"，因为这与一般内科医生截然不同。这些疗法原本是郑氏喉科的不传之秘，但到了郑承瀚行医之时，针刀等手法却似乎已经普遍于喉科医者间。

按照郑承瀚的说法，他们家族的喉科之秘，被家中的仆人偷去大半，而在外兜售。结果外人开始传抄，到头来每个当喉科的医

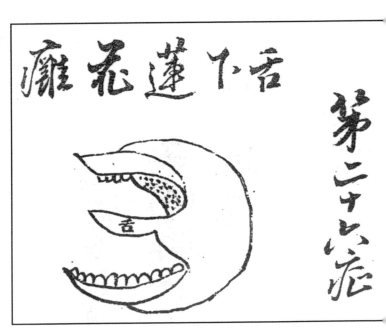

图 21　在喉科这一类的医书中，图像往往扮演了重要的角色

生，都以他们家的手法为圭臬。也许如此，郑承瀚就需要找寻另外一种不同于一般喉科医生的身份认同。因此，他要向内科、儒医的形象靠拢，区隔那些只知用刀，却不懂经典、不能变通的二流喉科。

　　所以，郑承瀚在他的书中，不但提供了

喉科的特殊技艺，也把咽喉之症和中国医学的经典，比如《素问》、《灵枢》，结合起来。《重楼玉钥续编》开篇第一章就是"统理十二经脉皆上循咽喉"，这和他父亲相当不同。后者在论述"喉风三十六症"的病状与疗法时，根本没有提及经脉的语汇。

到后来郑承瀚甚至不认为自己属于"专科"。那年江南正流行白喉病，习医四十余载的郑承瀚见到遍地伤亡，不住要批评专科医者不懂五行的道理，因此完全无法正确地应付这些疾病。相形之下，他倒像是个能打通内科与专科的医生了。

许豫和、郑承瀚的生平，与医案中对于专科的贬抑相互对照，我们不难发现后者的描述太过偏颇。这提醒我们一件重要的事实：当自命正统的医者不断强调内科与专科差异，这种急于区辨他我的动作，与其说是他们感受到双方明显的差异，不如说显示出他们感受来自专科竞争的紧张心理。

　　也就是说，全科与专科的彼此倾轧，未必是源于双方的立场不同。而可能正好相反：恰恰是因为他们在医疗观念、治病手法与身份认同上有太多暧昧重叠的地带，双方的竞争关系反而格外突出，格外显眼，也格外引发全科医生的不满，乃至不安。

形形色色的医疗

从我们今天的眼光看来，无论是内科、专科，还是全科，只要曾经进入医学院受训，通过考试，获得专业执照，那么他们的医生身份应该殆无疑义。

但明清中国与近代社会之间，存在一个极大的差异，就是对于医学从来没有正式的训练或认证机制。换言之，没有医学院，也没有所谓的医师执照。如此一来，不仅仅是专科与全科的界线模糊，甚至连"谁是医生"这件事情，都不见得有清楚的定义。

因为少了制度的限制，社会上各式各样的医疗者，因而得以任意而行。换言之，像

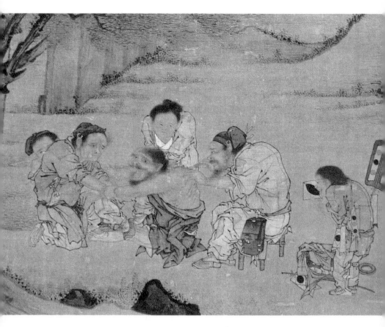

图 22 宋代著名的"村医图"

吴楚、孙一奎这样阅读经典出身的儒医,可以算是医生;如许豫和或郑梅涧的专科医生,当然也是医生。但除此之外,在社会上出售医疗服务的,还包括了持着家传秘方行走江湖的走方医,不被精英意识形态认可的巫医,以及时常遭到忽略的女性医者。这形形色色的医疗者,构成了热闹而复杂的医疗市场。

政府的规范

生活在明清两代的人，就有不少察觉到医疗市场中良莠不齐、众说纷纭的景况。当时一本医书的序言就提到，社会上是"人各师其见，家各颛其方。"换言之，不只社会上有众多医学流派，每个派别对于该服什么药，各有不同的见解。

明末有位叫做吕坤的文人，为了改变这样的情境，让百姓得以有更具规范的医疗环境，曾颇有雄心地擘画了一套系统。在一篇名为《振举医学》的文章中，吕坤罗列了十五条与医学政策有关的规范。

吕坤的构想是，行医之人必须熟读一两本重要的医学经典，官方则得时时考核，不定期抽背，看医生能否将药方倒背如流。若是懒惰而不愿意背书的医生，可以责罚三五大板，至于表现优良的医生，则可以有额外赏赐，以资鼓励。通过考试的医生，官方则发给空白医案一本。不过医案不是由医生自己填写，而是得由病家记载症状与药方。同样地，官方也必须时常查验，以保证医界的品质。当然，若是有技术不佳，导致病人伤亡者，法律也会给予惩罚。

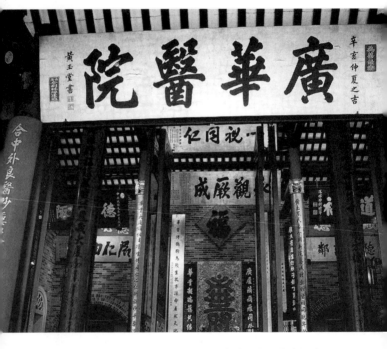

图 23　开设于二十世纪初期香港的广华医院，和今天我们认知中的医院有许多不同

94

除了对医生品质的管控外，吕坤也关心官方医学机构的建立和地方医疗资源的供应。他规划各级政府的固定经费，购买药材，以便不时之需；此外，他注意到很多地方的官方医学机构已经废弛、建筑物颓圮，因此要求地方官应该要立刻检视，并估量重建的经费。

地方医学机构还有几项重要任务。首先，必须要逐月统计地方上最常见的疾病，并且立即要求医官准备相应的良方。其次，如果看到民间有什么好的药方，要立刻翻刻，让更多人知道。而已经集结成书的药方，更要发送到民间，以便地方社团组织传布日用的医学知识。

这样看来，吕坤对于医学政策的规范，确实颇为细心，考量周延。只可惜这套理想终究只有行诸文字，却从来没有实现。因为明清两代政府对地方的医疗资源投注始终不多。

比较起来，宋代和元代的政府反倒十分关注社会的医疗措施。宋代政府曾编印许多大部头的医书，还在各个地方设置"惠民药局"；元代也延续这样的措施，甚至还动用官方力量，推动祭祀伏羲、神农与黄帝的"三皇庙"。明初虽然曾经延续前朝，经营地方上的公共医疗机构，但明中叶以后，这些机构大多荒废，如同吕坤的观察。直到清朝入主后，也未见复兴。

竞争的手段

在缺乏官方规范的时代里，能读经典的儒医们，对于医学这一行中许多出身不明或是行为不检的从业者，不断地提出批评。如明代一位钻研中医经典《伤寒论》的医生方有执，就批评许多阿世媚俗的医生，只顾着赚钱，动不动说要为人调胃补虚，补血补气；还有些医生喜欢搞怪，打着秘方的旗帜来哄骗顾客，甚至号称自己能通神仙。他最后指出，这些医生把医药分成不同的专科，结果只是互相批评，助长嫌隙。这些现象显然都让方有执摇头叹息。

吴楚想必会同意方有执的批评，因为他在自己的书里也提及类似的意见。甚至更进一步，他将批评条列化，延伸成十条关于医生职业道德的规范，并命名为"兰丛十戒"。和方有执一样，吴楚尤其对那些为了得利而行医的医生深恶痛绝。

吴楚说，最初这十戒只是警惕自己所用。不过他的好友看到了，鼓励他将其放入书中，一并出版。吴楚起初还推辞，他朋友却借用佛教的修辞，说了一段颇为玄妙的话："使人同守此菩萨戒，即同证无上菩提，岂非无度无量无边之大愿力，奈何秘之诊中，而犹存人我相耶？"换言之，是要吴楚不应藏私。吴楚这才点头答应，他说愿意与同道中人共同分享，却又意味深长地说，若是非同道中人看了，则能"听其吐骂可也"。

为何会有吐骂呢？大概是吴楚在十戒中，对所见的许多现象均直言批评，多少担心得罪人吧。他在十戒中，要医生们"戒贪吝、戒粗疏、戒偏执、戒势利、戒妒忌"；还要他们不要借着经典之名，乱开药方；不要有成见；不要滥用寒凉之方；不要汲汲营营于利益；更不要自满。

出版了十戒后，吴楚似乎仍意犹未尽。到了《医验录二集》，他又继续写下《医医十病》——另一个给医生的十戒。这些批评在在流露出吴楚对于当时医界的不满。

在这些文字中，吴楚提到，当时有些医者心存嫉妒，时常批评同业，甚至带着恐吓的口吻，要求病家不得服用其他医者的药方。吴楚自己就有类似的经验。他说有一些好事者，喜欢把他的药方拿去给别的医生看。别的医生看了，必定"交相诋毁，吐舌摇首"，然后说某药有害，某药不可服用。吴楚用感慨的口吻，病都已经治好了，哪有什么不可服用的道理呢？

只是，在一些传记中，我们确实也看到名医可能因为太受病家欢迎，而招来不少毁谤。可见医者间的竞争不仅激烈，还可能流于恶质。

既然曲高和寡，声势越高毁谤越多，有些医者就选择随波逐流。但吴楚又批评这些人全无主见，只会附和流行的治法，"群尚轻浮，我亦如之；群尚清降，我亦如之；群尚平守，我亦如之。"既然能够迎合社会上大多数人的口味，自然能赢得名声，又可赚得大钱了。吴楚对此提出警告：这样的行为可是造孽，而且利益越多，造孽越大。

吴楚还写道，许多"名医"爱用平和之药，因为平和之药虽救不活人，但也医不死人，名医不用担心砸了自己招牌。而身为师傅的"名医"，也会将这样的伎俩授予初入行的弟子。

吴楚不是无的放矢，他笔下的光怪陆离，可以视为一名医者对当代医界的观察和记录。不过这些文字，为读者创造出某种印象，仿佛医疗市场是一群德术兼备的儒医，对抗另一群德术俱缺的庸医。

然而在一个开放的医疗市场内，很多时候像吴楚这样自命主流的医者，未尝占得到便宜。反而是一些非主流的医生，如走方医、巫医或女医，深受病人的青睐和欢迎。

过去我们不太注意这些非主流的医疗者，认为他们是中国医学史中的污点，落后的象征，进步的障碍。其实，他们的各种活动，在在反映着当时的医疗文化，也折射出病人的心态。接下来的篇幅，我们就要看看几种非主流的医生在社会上活动的情状。

走方医

　　让我们从走方医开始。传统的"走方医"遍布于中国各地，他们或摇铃或举旗，让病家得知他们的到来，所以有时又被称作"铃医"。地方戏曲中，常有关于走方医的故事。这里是其中一段。

　　戏中马姓医者背着药箱，摇着手中铃铛，准备要卖膏药和眼药。他一登场就是一连串的广告台词，说自己父亲是位县令，兄长则

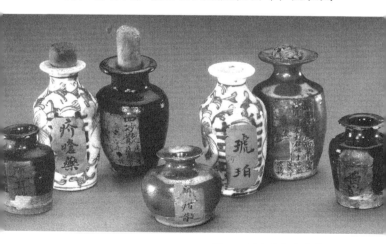

图 24　用来装药的药罐子

101

入官方学校念书，至于自己，"小子不才，刚刚学了个医生。"而他专卖两帖药，一味叫天仙草，另一味叫地黄草。天仙草能治五痨七伤，而地黄草能医咳嗽痰火。他还自己熬制百草膏，说这百草膏"男人贴了精神爽，女人贴了月经调，孩子贴了麻痘少，老人贴了痰火消。但逢伊家贴此膏，诸般百病一齐消。"不但能治百病，而且药效极快，"快马不过五里，点香不过半寸，当面见效，立时见功。"

这位马姓走方医还有不少怪招。如有人跑来问他如何治疗驼子，他说可以用两块板子，两条麻绳，把驼子放在中间，两头用绳子捆绑起来，一下就直了。他也不忘补充，像他这种江湖郎中只负责治病，可不负责人命。

马姓走方医是戏曲中的丑角，他的表现因此不免夸张，甚至荒腔走板。这是文人用

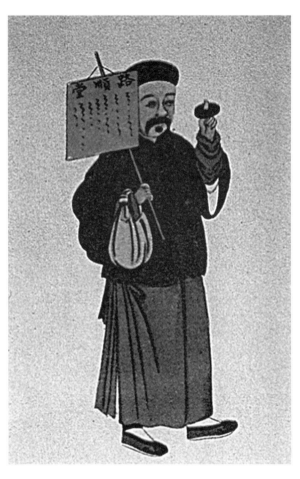

图 25　串铃卖药图。铃医是中国古代的一种民间医生，因其手带串铃而得名。他们懂得一定的医药知识，行游各地，以行医卖药为主，又称走方医，社会地位比较低下

来调侃庸医的手段。类似的描述，还可以见于其他的戏曲，甚至是笑话书中。比如明代最流行的笑话书《笑林广记》里，就说有个走方医要卖跳蚤药，招牌上写着卖上好跳蚤药，别人问他要怎么使用，他却说，只要捉住跳蚤，把药涂在它嘴巴就行了。

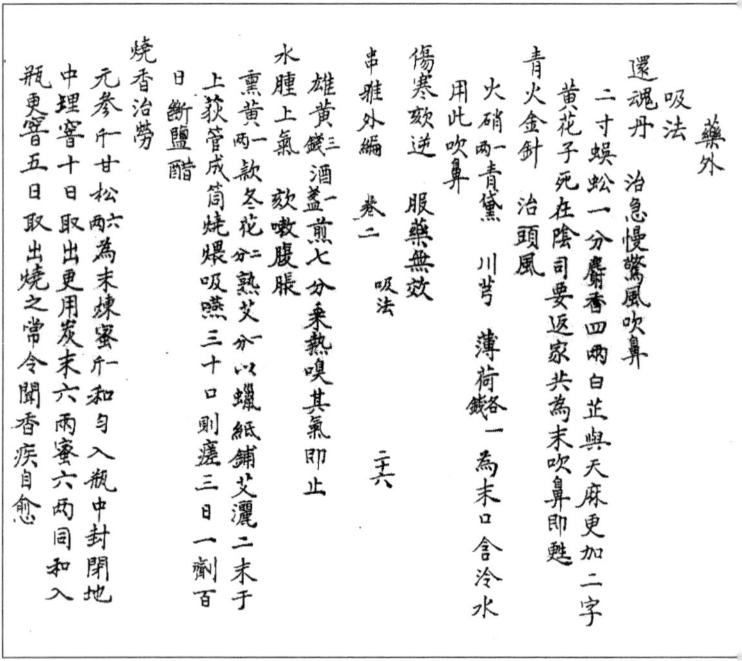

药外

还魂丹　治急慢惊风吹鼻

二寸蜈蚣一分麝香四两白芷与天麻更加二字

黄花子死在阴司要返家共为末吹鼻即甦

青火金针　治头风

火硝一两青黛　川芎　薄荷钱各一为末口含冷水

用此吹鼻

伤寒欬逆　服药无效

串雅外编　卷二　吸法　　　三七

雄黄铁酒盖煎七分乘热嗅其气即止

水肿上气　欬嗽腹胀

熏黄一两款冬花加熟艾分以蜡纸铺艾灌二末于

上荻管成筒烧煨吸嗽三十口则瘥三日一剂百

日断盐醋

烧香治劳

元参千甘六两为末炼蜜斤和与入瓶中封闭地

中理窖十日取出更用炭末六两蜜六两同和入

瓶更窖五日取出烧之常令闻香疾自愈

图 26　《串雅》的书影

走方医荒唐可笑的形象，反映了主流医者甚至是社会的观感。他们贩卖的万灵丹成分不明，对于药效的宣传越是神奇，就越是可疑。在主流医者笔下，接受速成药方的病人，通常也不会有好下场。

但到了十八世纪，却有人愿意正视走方医在医学上可能的贡献，并企图解释何以这样的传统如此风行，源远流长。这人叫做赵学敏，他之所以会被人记得，就是因为写下这么一本《串雅》，详细记录走方医种种不为人知的知识与技艺。

在他看来，走方医掌握的秘方林林总总，不一而足，但生存之道说穿了只有三个字：贱、验、便。"贱"，指的不是他们身份低贱，而是药方便宜；"验"，是他们的药效快速；"便"，则是说在山林偏僻之处，或是仓促之际都能方便取得。比起高挂道德旗帜的医者，赵学敏注意到的是多数病人的需求。

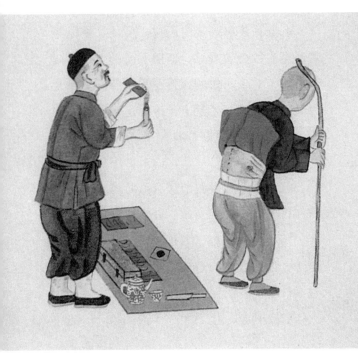

图27　卖膏药摊子

　　赵学敏把《串雅》分为内编与外编，药方涵盖的范围从内治到外治，从针灸、咒语，甚至到兽医、花草的简便药方，仿佛庞杂的医学百科全书。药方的名字与出处，时常带有神秘的色彩，比如号称家传秘方，百病皆治的"八仙丹"；可以治一切痈疽疮毒的"神仙太乙丹"；或者治疗人癫狂不能控制自己的"逐呆仙丹",等等。

《串雅》中还有不少所谓的"禁方",也是用奇特的仪式,治疗原因不明的怪病。比如婴儿在晚上哭泣,《串雅》就教导大家可拔井边的草,偷偷放在床席之下,尤其不能让婴儿的母亲知道。又如晚上经常做噩梦,则要把鞋一仰一覆地放在床下。

这一连串特殊的药方,大多落在医学跟巫术的交会点上。现代人类学家用"共感巫术"来描述这样的心理,也就是认为自然现象与身体之间,具有某种象征性的联系。这些让人感到不可思议,无法解释的神奇手法,在社会上始终具有一定的活力,从过去到现在。它的表现形态也许时有所异,却是不绝如缕。这要让我们进一步关注另一种非主流医生——巫医。

宗教与医疗

看在知识精英眼中,庶民对于巫医的趋

之若鹜，不免让他们感叹民智未开。从宋代开始，"信巫不信医"就成为地方官员批评民间风气的陈腔滥调。

自命为正统的医家，对巫医也相当不信任。在他们眼中，崇奉巫医的病人，就与向走方医购买成方一样，只会自讨苦吃。一位医生就说，当时一些妇女急于求子，而听信巫医，误以为吞下符水、供奉邪神后，就可以把女胎转为男胎，结果却是导致孕妇心神不定，带来更大的反效果。

吴楚也曾碰过一名女性病人，因为服药屡屡不验，终于"大设坛场，请神三昼夜。"祀典结束之际，她的丈夫正好返家，立刻斥责病人不应"信巫不信医"，又说她不愿信任吴楚，根本是"自取死也"。

不过，我们倒不妨将这些批评视为反证。这些来自精英分子的文字，似乎说明，当官方医疗资源在地方上时有所穷，神灵的力量却是深入各地，无所不在。正统医家只能在文字上不断批判巫医，却未能将巫者完全排除于"医者"群体之外。

有时候巫者与医者共同参与医疗过程，巫者的权威甚至要超过医者。如明清对付天

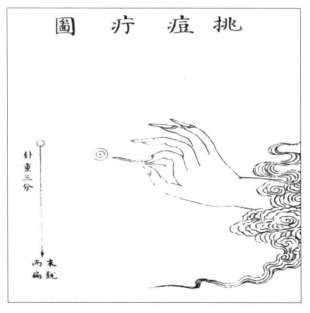

图 28　挑痘的手法

花的种痘术施行前，往往需要先举行具有宗教性的仪式。康熙时代徽州的小文人詹元相就在日记中写道，当时村里众人迎来种痘先生后，还要先开坛作醮。吴楚也曾遇过病人，在服药前要先行祝祷，取得神灵同意。

巫觋医疗在中国社会影响深远，可惜官方或主流的资料，对他们的记载往往简略。非经官方认可的淫祀小庙更难得进入史料编纂者的视野之中，这似乎增添了他们的神秘色彩。

如今我们只能透过一些间接的材料拼凑地方信仰的运作。像是位于徽州的华佗庙，据说这座庙后有口井，凡是患疾的人都会至此取水以疗愈。根据传说，华佗庙负责治病的不是道士，而是七名和尚。这七名和尚还会上山采药、提供药材，甚至亲自送至病人家中。

此外，明清风行的秘密宗教中，也有不少透过画符念咒，或是打坐练功等形式，提供人们医疗。但既然被视为秘密宗教，则他们实际的手法也大多秘而不宣，唯有教派内的人可以得知。但从今天流传下来的文献中，我们可以看到，秘密宗教中的病人，时而锻炼气功，时而学习按摩。在今日看来，似乎并算不上神秘。

不过，有时秘密教派中的师父则会要求

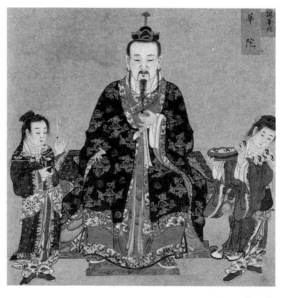

图 29　华佗像

病人进行特定仪式，比如拈香、长跪。甚至说要叩三百六十个头，则可以消除百病。当然也有许多不能外传的咒语、神符。

求神治病的习惯，发达到一种地步，甚至也出现了专业的分化。也就是说，若染上了不同的疾病，可以寻求特定神祇的协助，犹如寻求各类专科医者。如在吴楚的故乡，若是碰到生产相关的病痛，人们就祭祀李王。若是幼儿染上天花，则要祭祀痘神与天花娘娘，甚至还有专门的痘神庙。

清朝末年，徽州官员刘汝骥曾与部属们合作调查辖下各地风俗。他们调查后发现，在休宁地区，人们仍然喜欢"就乱坛以请汤药，问灵姑以断疾病。"而另一个辖县祁门的"愚夫愚妇"，最害怕神明，每次碰到疾病，就要诚心祈祷。

刘汝骥等人延续着传统精英对民间信仰

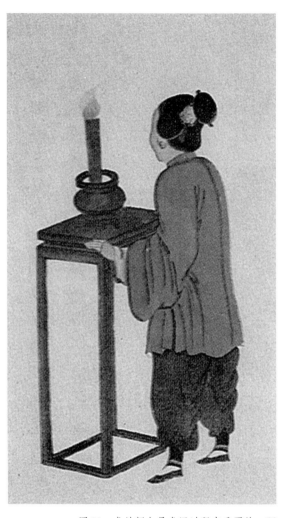

图 30　求神问卜是求医过程中重要的一环

的质疑态度，还有对地方风气的负面论调。一名参与调查的官员就直斥这些行为"可笑"，而休宁的地方官更不满地指出"医道不明，而神道得以蒙利也。"尽管官员们口吻充满不屑，这些记录却在在指出，病者求巫的情形在社会中可是相当普遍。

面对信仰巫医的病家，有时医者也顺势而为，借力使力。明代的医生汪机治疗过一名女子，她因过度思念去世的母亲，导致精神不济，时常倦怠地躺卧在床上，不仅胸膈烦闷，还时常感觉身体无力。

汪机治疗的方法，却不是用药。他知道该女子酷信巫术，因此跟女子的丈夫商量，找来女巫，假装女子的母亲附身。并且嘱咐女巫演一出戏，告诉女子她的病情全都是母亲有意报复。结果该名女子听到女巫这番言论，果真大怒："我因母病，母反害我。"思念之病遂因此痊愈。

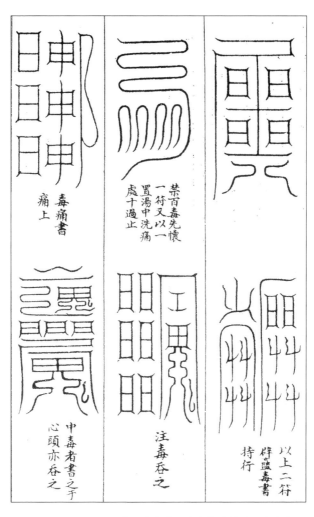

图 31 符咒在宗教医疗中扮演着重要的角色

115

女性医者

　　和巫医一样，女医是备受主流医者抨击的群体。而且说来奇怪，从事医学的女性常被染上巫医的色彩。欧洲历史上，能够治疗病人的女性，尤其是那些钻研草药的妇女，时常被认为是巫婆，具有超自然的力量，可以救人，也可以害人。

　　明清中国的现象虽然不同，但女医与宗教之间也有微妙的关联。想想今天我们仍时常用来贬抑女性的词汇——"三姑六婆"。三姑指的是尼姑、道姑、卦姑，都是与宗教有关的身份，而六婆，则是指牙婆、媒婆、师婆、虔婆、药婆、稳婆，其中的药婆与稳婆，就是指女性医者。药婆，顾名思义是卖药的；稳婆，则是指负责接生的产婆。

　　三姑六婆，九种身份并置在一起，都被认为是社会上的负面角色。在传统中国的文献中，她们若非滑稽荒唐，就是到处作恶。

翻开明清的小说作品,时常可以看到尼姑或道姑,勾引年轻女子与男性发生不正常的关系;而药婆卖的药,据说也有像是堕胎药这样具有争议的药品。不管是三姑或六婆,都被明清的主流社会认为是危险人物。

其中负责接生的产婆,似乎该是较为正面的角色。实际上却非如此,在正统医生眼中,产婆不但对生产助益不大,有时还是问题的根源。在十八世纪的中国,有本流传甚广,名为《达生篇》的小书,就对产婆提出了许多批评。

《达生篇》的内容,主要谈的是生产过程的问题,包括怀孕的过程,接生的技巧以及产后的保养等等。书的作者是谁,目前已经不可考了,只知道作者署名"亟斋居士",大概是位男性,或许是对于谈论这种妇人私密之事,感到有些羞赧,因此用了个笔名,把身份隐藏起来。

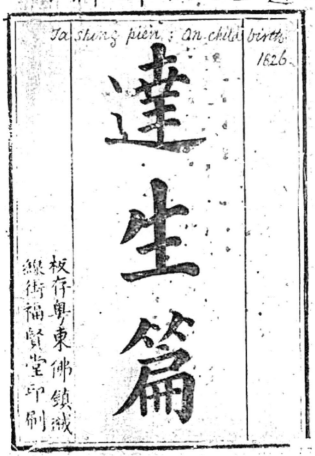

図 32　《达生篇》的书影

《达生篇》的行文浅白，口吻就像在待产的妇女身旁，耐心地关怀提醒。全书的一开始就告诉产妇，怀孕时若是遇到腹痛，千万不要惊慌，"要晓得此乃是人生必然之理"，如果疼痛不严重，就尽量忍住，照常吃饭睡觉。

那么，必须忍到什么时候呢？作者说，务必仔细观察疼痛感的差异，若是"一连五七阵，渐疼渐紧"，就是要生了。抓住这个时机最为重要，因为只要时机到了，婴儿自然会"钻出"，产妇无需用力，就能顺利生产。这就是所谓瓜熟蒂落，水到渠成。

在《达生篇》中，作者一再强调，产妇要自有主张，拿稳主意，不要轻易听信外人，尤其不要相信那些产婆的话。因为这些产婆不仅不明道理，其中一些狡猾之辈，甚至会趁机敲诈。

作者活灵活现地写道，这些愚蠢的产婆，

"一进门来，不问迟早，不问生熟，便令坐草用力，一定说孩儿头已在此，或令揉腰擦肚，或手入产门探摸，多致损伤。"作者因此警告，产婆只不过是因为年纪较长，经验较多，所以找来帮忙接生，可不是要她们动手动脚。

不幸的是，根据《达生篇》的观察，越是富贵人家越喜欢把产婆请来家里。而且一旦接生的过程出了问题，连左邻右舍的产婆也都赶来帮忙。作者哀叹，生产的现场变得纷纷扰扰，吵成一片，真是"天下本无事，庸人自扰之。"

相对地，《达生篇》认为，临产之时只需要找来一名产婆，而且让她"在旁静坐，勿得混乱"，除此之外，只需留两三个人伺候，其他家里的妇女，最好都别让她们进产妇房间，以免她们在房里交头接耳，大惊小怪，反而让产妇心神不宁。

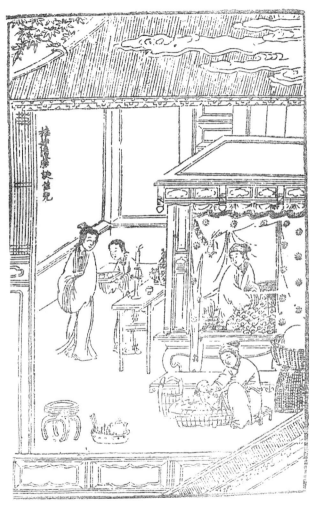

图 33　明代版画中的生产情形

这颇为苛刻的批评，却从反方向提醒了我们一个被遗忘的历史现象：在那个时代，生产过程其实是女人主宰的领域。不只是产妇一个女人，而是一群女人：产妇的母亲、姊妹、邻居、友人，家中的女仆，当然还有产婆。她们会在关键的时刻，聚集到产妇的房间，分工合作，共同准备迎接新生命的到来。这群妇女也许会（像《达生篇》形容的）七嘴八舌，偶尔失措或意见不同，但多数时刻里，总是能顺利地帮忙接生。是这样合作，让一个个充满希望的新生儿，平安来到世上。

相反地，男性在这过程中，最多扮演助手的角色。就连对胎产意见颇多的《达生篇》作者，可能根本没有参与接生的机会，只能从文字上攻讦产婆。

而除了接生这样与女性密切相关的领域外，幼科也是另一个女医可以大展身手的科别。明代的徽州医家程邦贤的妻子和媳妇，都是名声显赫的小儿医，地方上甚至有"男医生不如女医生"之说。

从走方医、巫医到女医，一再地受到主流医者的贬抑与嘲弄。但这些边缘医者在社会上所受到的欢迎程度，与他们在文献中所占的篇幅，似乎也不成正比。

他们之所以能长期存在，反映了病人对他们的喜爱和欢迎。从这一点来看，尽管后来的我们只能从一些零星的描述中，尝试勾勒他们活动的面貌。但这些非主流医者在社会上的重要性，就如同专科医生一般，确实不能小觑。

病人的医学知识

生活于明代万历年间的文人方用彬，有回接到友人的来信，信里头写着："自三月至今，三男一女俱出痘，于内无一人轻少。自叹薄命，并无一日宁息。第三小儿痘势更重，于是月十六日已不幸矣。"

家中的四个孩子都因为痘疹而徘徊生死边缘，已经要让人为之恻然，但信里头接着又说："今弟因劳苦所致，又患疟症。家父之病至今未愈。数月以来，救死不暇……"

一家三代都在病中，"救死不暇"这样的字眼，看了不免让人感到惊心。然而，这并非特别不幸的例子。在方用彬与亲友的众多信函往复中，类似描述屡屡出现。疾病似乎围绕着、笼罩着人们的日常生活。

在前几章中，我们看到各式各样的医生，凭着他们各自的技术，为病人疗病。他们谈起自己的经验，大多充满自信，仿佛病人只要碰到他们，肯定妙手回春。

可是另一方面，像上头提到的这些"救死不暇"的病人，面对接踵而来的病痛和疾疫，又是如何处理和面对的呢？这是我们一直没有触及的问题。

接下来的篇幅，我们要把目光从医生移向病人的世界。在病人的世界，他们有不同的方式接触到医学知识，他们可以用那些或者并不正统，或者缺乏系统的知识，作为自我保健。之后，我们更会陆陆续续看到，他们还可以延请不同的医生，来到家里为自己看病。在这样的过程中，医生、病人以及病人的家属们，产生了许许多多奇妙的互动，另一方面也制造了许多意想不到的问题。这是我们接下来讨论的重心。

医学与日常生活

从明末开始，中国的印刷数量进入了前所未有的高峰。但更重要的，不只是出版量暴增，出版物的内容和品质出现相当变化。出版书籍的种类，也是五花八门。在这个时代，各式各样的出版品，纷纷现身书肆之中。

随着明清两代印刷事业的发达，许多医学的通俗书籍，也出现在市面上。能识字的民众，多少可以从中获得一些粗浅的医学知识。这些通俗医书有几个特色，首先是轻薄短小，易于携带。而且大多数的印制并不精美，成本低廉，但也因此价格便宜，一般人都能负担得起。

有时候医学通俗书籍的作者归属也很模

糊，不知道作者从何而来，是否受过任何特殊的医学训练，背景究竟是什么。前面我们曾经提过一本《达生篇》的小书，就属于这一种。

但有时候通俗医书的作者也可能挂上极为响亮的头衔，或者号称出自当时最著名的一些医生之手。对于这些现象，我们大概要稍微存疑，不能轻信。这可能只是出版商的策略，企图用一些大人物的名号，让书卖得更好。

通俗医书的文字不会太深奥，甚至可能浅白到近乎粗俗。《达生篇》就有一段文字，提到生产时产妇不应该过度用力，而应该顺其自然。作者随即自问自答地解释："或曰大便时亦须用力，如何生产不用力。不知大便呆物，必须人力，小儿自会转动，必要待其自转，不但不必用力，正切忌用力。"此外，明清通俗医书，也非常流行用口诀或是歌诀的方式，帮助读者背诵内容。

这种通俗医学知识的传播，不只透过上述的医学入门书。明清流行的"万宝全书"或"日用类书"中，也或多或少有专门介绍医药的段落。

从"万宝全书"的名称，可以大概揣想其中的内容。它有些像今天的黄历，但内容更为多元，篇幅也更加丰富。翻开任何一本"万宝全书"，其中内容包罗万象。从天文到地理，从武术到医学，甚至是琴谱、画谱。"万宝全书"也教导读者如何撰写书信、观看风水，偶尔还收录流行的笑话、通用的春联，或是常见的诗词。

由于针对的读者是一般人，"万宝全书"所用的语句相对浅白。印刷的品质，大多也不是太好。可是内容丰富得令人叹为观止，因此被某些现代学者视为传统民间社会的百科全书。

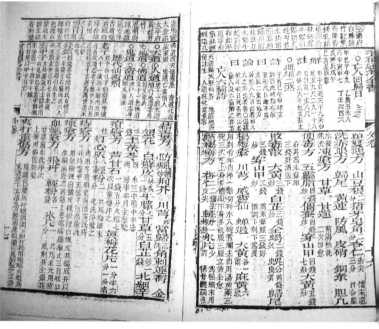

图34　安徽大学徽学研究中心收藏之"日用类书"书影

　　当然，"万宝全书"中也会有医学和养生的片段。尽管"万宝全书"很难被当成教科书一般地阅读，里头的医学知识，与主流的医学或也有差距，但它们的确构成了另一个医学知识传播的渠道，反映了另一种版本的中国医学。

商人的养生术

明清两代还有许多商业用书，是专门写给商人的。在这些商业用书中，谈的不见得是如何投资赚大钱，而是教导商人如何熟习商场规则，包括买卖时使用的术语。另一方面，则教导商人明哲保身，不要在从事交易的过程中受骗上当，或者因小失大，损害自身利益。

商业用书的另一个重点，是作为时常出门在外的商人的生活指南。比如，有些商业用书就详细标示中国各地的驿站，还有要旅行各地时所经过的路线图。像是出版在十七世纪的《士商类要》，不但有各地路线图，还有"九州图说"，把当时的地理知识都收录其中。从今天的眼光来阅读这些路线图，仿佛可以看见商人们跋山涉水，为了开拓贸易而在大江南北迁徙。

而出门在外，难免会有一些身体状况。

因此，商业用书谈的不只是商业，还包括养生和医疗的知识。《士商类要》就有特别的章节讨论日常起居的技术。有些显然是针对商人的保健知识。比如在"起居之宜"中就记载着："行路多，夜向壁角拳足睡，则明日足不劳。"这对日夜赶路的商人或许特别有用。

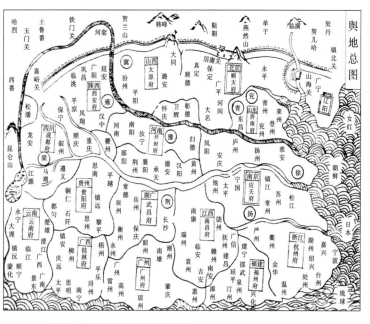

图 35 《士商类要》中的地图

与其他通俗书籍一样，《士商类要》也经常从经典的医学书籍抄录文字。比如其中一个段落就转抄了《黄帝内经》中的片段，把中国大江南北的气候、风土和民情，做了分类与描述。如东方靠海的人喜欢吃鱼，西方人则属"水土刚强"，外邪不能侵入，凡此种种。

我们可以质疑这些文字的实用性，因为《黄帝内经》成书的时代与《士商类要》相隔超过千年，其中对各地风土的描述，自然不再可能精确。不过，这些文字收入一本商用类书时，却是延续和散播了医学经典的理论与思想。此外，这些关于各地不同风俗、饮食的讨论，又仿佛是特别针对那些远游到中国各地的商人。他们是最有机会和资本长途旅行的一群人，也是最常离乡背井而需要适应异地生活的一群人。

同样是写给商人看的医书，明末还出现另外一本《商便奇方》。该书作者是曾任地方医学官员的程守信。他在序言中写道，将各种药方聚拢在一起的所谓"方书"，在中国医学史上源远流长，至少可以追溯到秦汉之际。但当今之世，虽然"方书充栋"，大部分却是卷帙浩繁，对于"经营江湖者"，不便携带。他因此要化繁为简，撰写一本针对商人用的小型方书。

现在我们能看到的《商便奇方》有三卷，不过第二三卷，可能是后人增补的。换言之，原始的版本可能只有一卷，这当然更加简便而易于携带。

在这第一卷中搜罗了上百种方子，其中有不少可供急用。比如有方子叫作"步路急救方"，其实是要中暑之人饮下自己的尿液。

既然称作"商便奇方"，当时也有不少针对外出客商的应急药方，如"千里消渴丹"，就是为了应付"路上行人受暑热作，喝茶水不便"的状况。

虽然作者在序言中说这本书完全是跟随《黄帝内经》的理论，甚至"参之运气，已达其变；审之药性，以会其趣"，但全书并无深奥的学理，反而具体而实际地指导读者用药，而且口吻十分生活化，常有类似"为商者可随身应急"或"此药出路可带随身应变"的话语。

《商便奇方》也教导读者制作药方，比如在"劳咳蜜油膏"一条底下，就写着："先将猪油用铜铣滚水煮化，去皮膜筋，刺下白果肉，又煮一二沸，再下药末、糖蜜，加姜三盏，化匀取起，将瓦瓶盛之，不时噙化。"作者不忘亲切地加上一句"空心临卧时服之甚妙"。

有多少人真的可以这样依样画葫芦地制作药品，我们不得而知。也许像许多食谱一样，看起来容易，实际操作起来却颇有困难。不过《商便奇方》中收录了五花八门的资讯，长时间在外跋山涉水的商人，确实可能随身携带这样一本小书，作为参考。

最有趣的是，《商便奇方》也不排斥所谓"祝由之法"，即透过咒语召唤神灵之力，以消灭疫病。按照作者的说明，这些咒语对于在"客途中受邪，一时不能取药"的读者十分有用，因为可以快速驱逐疾疫。这再次印证带有巫术色彩的治疗方式，可能十分流行于商人圈子中。因此，就连号称"家世习医"，又曾任地方医学官员的程守信，也颇能接纳这一类方术。

地方知识

与某些医书相比，《商便奇方》的篇幅较小，内容也相对简单。他所针对的读者，不需要太多古典文化素养。购买本书的读者，也只需要付出较少的金额。他们虽非完全不识字的底层人民，但也可能是属于中下阶层，或社会地位不是很高的人。

除了购买编纂的书籍外，明清时代的人们也十分习于抄书。从至今许多流传下来的抄本中，可以清楚看到医学知识如何在社会上流传。有些抄本完整地抄写了经典书籍，有些则集合了不同的简验方子，还有些抄本内容庞杂，不只有医学知识，也包含宗教科仪等文字。

在这些林林总总的通俗医书中，我们时常会看到一些十分具有地方特色的医疗方法。

拿徽州来说，乾隆年间有一本讨论胎产的《广嗣编》，就把徽州的特产"徽墨"视为具有疗效的物品。书中教人在生产过程中，若是遇到难产，不必惊慌，只要"以草纸烧烟熏鼻，令气内纳即下，或用滚水一盏，磨徽州陈香墨"，服下一两口后，就可以顺利生产。

至于对付幼科疾病，徽墨同样有特殊功效，如"防脐风法"一条下记载"以银簪轻挑破，将泡内白米取出，误令落入喉中，仍以徽墨擦之。"还如"又有马牙在牙根处，亦宜挑破取出，以徽墨擦之……如有口疮，亦用徽墨擦之。"

徽墨固然是徽州的地方特产，又是文房四宝之一，往往被当成徽州文风鼎盛的象征。但徽墨如何与医学牵连上关系，又为何如此神效，着实令人好奇。可惜在书中，作者没有多加解释，留下想象空间。

有知识的病人

中下阶层的人有许多渠道可以接触到医学知识，至于文化水平比较高，或经济状况较好的民众，当然更不用说。他们可以从书肆购买到其他的医书，从简便的方书、入门书或医案，到古奥的医学经典。

当然，购买书籍的方便程度，要看各个地方的经济发达程度。在明清的大都会，比如南京和北京，都有十分热闹的书店街，吸引爱书人上门选购。北京的琉璃厂，从清代开始就是文化商品汇聚之地，至今仍然保有传统。

而在明清两代，自行研读医籍进而通医的例子，同样不在少数。回想一下吴楚的例子，他就是自己研读医书，进而成为医生的。我们因此不难想象，不少病人在延请医者之前，已经有自行治疗的经验。

这形成了一个有趣的局面，也就是病人对自己的身体和疾病，往往早有一套解释，不一定要仰赖医生。我们也要记得，这个时代里，医疗知识并没有制度性的垄断，病人的知识跟医生的知识，因此不一定是"专业"或"通俗"的差别，而可能只是一个混杂体系中的不同流派。

许多对医学理论怀有兴趣的病人，哪怕只有粗浅知识，很可能就对医生的治疗方法提出质疑或挑战。比如吴楚曾建议他的病人多服人参，没想到病人不仅相应不理，甚至还把他的药方拿去给另一位"名医"看，这位名医严肃地说，这病千万不能服人参，更坚定了病人原有的信念。吴楚对此也只能束手。

因此，在医生眼中，病人有知识不见得是好事。清代有位医生就坦白地感叹说，还好农村的人们大多不谙药性，给什么药服什么药。可见他认为村夫村妇因为没有这类知识，反而让医者得以顺利治疗。在医生期待里，病人若能"唯唯听命"，或许是再好不过了。

但下层民众的无知和顺从，也可能是出自医者想象或投射。多数时候，明清的病人确实对自己的身体、疾病、健康以及医疗的方式，自有一套见解和意见。在接下来的章节中，我们要正式进入医生与病人的互动，看看病人如何挑选医生，又如何将医生延请到家中。

当病人遇上医生

从前面的几章中，我们看到明清社会上充斥着各形各色的医者，也看到病人对自己的身体、对时下的医学知识，都有一套认识和诠释。在这样的情境下，病人如何找到医生，又是如何选择最适合自己的医疗方式？是这一章要讨论的主题。

其中，我们会看到一些与今天相似之处，比如病人之间往往有渠道，互相推荐医生；但我们也会看到与今天不同的地方，比如请医的态度与方法。其中的差异值得我们稍加思索，因为它反映了人际互动在不同时代的演变。

病人的网络

让我们先从这段文字说起：

> △处△△先生，医宗扁鹊，卜撰灵龟。上药、中药、下药，虽尝备于囊中；五色、五气、五声，不易撼其怀抱。予以险症访知先生，先生乃代按其阴阳，卜其凶吉，不特膏肓应药，而且决断如神。近以训蒙，潜居里内。倘有染病求医，用方点药，或减或加，既从其便；价轻价重，亦得其宜。凡我近村，不必往诸△△处之遥，只需问以△△书屋矣。谨白。

这是一篇来自《应酬便览》，名为《卖药招医帖》的小文章。《应酬便览》，从书名就不难猜想，是本给一般读者参考用的书籍，参考什么呢？当然就是人际之间的交际应酬了。

而《卖药招医帖》这几行文字，则是由病人的口吻写成，以亲身见证的方式，推荐某位医者。它不是一篇实际存在的文章，而是简单的格式、范本，提供需要摹写之人参考之用。正因为如此，这些文字更具有一定的普遍性，而不拘于一时一地。我们因此不妨仔细读一下当时的人们是如何推荐一名医生的。

文中当然对医生的技术推崇备至，又把他跟"医宗扁鹊"相提并论。值得注意的是，这位"医宗扁鹊"，对用药的态度却相当有弹性。他虽然决断如神，但也能听从"病家之便"而"加减用药"。

同时，病家请医时的经济考量也清楚地展现在文中。因此本帖不忘提及该医者价钱公道，同时方便联络。这让我们想起走方医所谓"贱、验、便"三字诀，特别是"便"和"贱"两个要素，似乎确实能投病家之所好。

在这篇《卖药招医帖》中，之所以有病人现身说法，为的是求广告效果。不过，日常生活中，病人确实会互相推荐医生。这样的信息交换，甚至还出现了一定的格式。同样是教导人撰写书信的《增补书简活套》中，记载有以下的内容：

> 闻宅中某某抱恙，延医调治未见痊，可今某处有一医生，世业岐黄，满园哉杏，按脉立方，屡试屡效，忝叨至爱，愿为缘引，可请与否，伏惟裁夺。

病家收到信后，还得规规矩矩、文绉绉地回复：

> 舍下某某卧病已久，服药寡效，正踌躇间，忽承翰及，特荐某某，必能挽回，登之再造也。随着家僮持帖恭请，倘幸得全，则戴兄台之德于无既矣，先函申覆，容俟全可，晤谢不宣。

当然，这些是正式的书信范本，实际上不见得会如此正式地进行。可是这依然告诉我们，病人之间的信息交换非常频繁。

口耳相传的讯息，也是病家在挑选医者时的重要参考。孙一奎就记载了一个有趣的案例，病人是一位上了年纪的老太太。当时她的病情严重，几乎已经要吩咐家人准备办理后事。她对丈夫说，既然都病成这样了，不如就找个名医来，"一决生死"。

丈夫回答她说："之前所找来的医生都已经是名医了。"她对这个回答却不太满意，意有所指地问道："昔常闻程方塘参军，患疯三年而起者谁？"丈夫回答，是孙一奎；她进一步问："吴西源孺人病燥，揭痰喘三年，与程道吾内眷劳瘵晕厥，谁为起之？"答案，同样是孙一奎。故事自此似乎水到渠成，她于是说："何不请孙君决我生死？"家人果然听从她的意见，找来了孙一奎。

老太太对孙一奎的事迹了若指掌，但她

显然只闻其名而未见其人。当孙一奎上门来时，病家还有些半信半疑，私底下去探听了孙一奎的长相，这才确定面前这位"魁然长髯者"，就是传说中的名医。

病人的人际网络如此重要，呼应着医者在地方建立事业的模式。透过人际网络，病家得以寻找值得信赖的医者，医者则逐渐拓展在地方上的名气。回想一下孙一奎如何在地方上建立起他的医学事业，就是靠着病人一个接着一个的口耳相传，让他的顾客圈逐步扩大。

而他也说，有次一位名叫马迪庵的先生，正为了心腹胀痛之疾而寻医。他的亲戚，因为曾亲眼见过孙一奎治疗类似的疾病，特别向他推荐。寻医的因缘，时常是透过这般层层亲友关系而建立的。

用稍微简化的方式来说，人际网络间的

口耳相传，反映的是个别医生的名气。在医疗市场上经营自己的名声，当然成为脱颖而出的条件之一。了解了这一点，我们更能体会何以在前面的故事中，吴楚会对他个人医案的出版如此耿耿于怀。因为出版不正是一个未必言明，却效益十足的宣传渠道吗？还记得吴楚有位病人，就是在看了他的医案后，辗转找上门来。

找个好医生

病家之间的人际网络，让他们可以顺利接触到原本不熟识的医者。对于缺乏经济能力的病人，透过人际网络延请名医是常见的办法。有回孙一奎寄居在朋友家中，其门下一位竹匠为了妻子之病，遂透过孙一奎的仆人求诊，结果也确实奏效。

吴楚笔下一名仆人的求医经过，与上述案例相仿，但过程更加曲折。当时吴楚同样寄居在朋友家中，碰上一人央求吴楚诊治。

吴楚看过脉象，判断已无生机，只能向病家辞谢告退。病人的父亲闻言后，哀恸不已。

隔天他恳请家中主人为他写一封信向吴楚求情。吴楚接到信后，有些无奈地回复说，他不是要忍心不救，只是这病是"寒症"，而且时间已久，几乎难以挽回。加上半个月来服的药，那些由其他医生开的药，全都没有对症，因此病情更加严重。

更重要的是，吴楚说，这病若真的要治，必须要用人参。但对方既然贫穷如此，"谅无力服参"，所以他更觉得没办法帮上忙。

故事到此似乎已无转折余地，但吴楚却又给病家留下一丝希望。他在信中说，看到老父亲言辞恳切，实在可怜，心有不忍。所以他只要求对方先别暂停服药，"今夜若有命不死，明日至宅看会，再为诊视，倘可救，则极力救之可也。"

隔日一早，病人的父亲果然就出现在吴楚家门前，"长跪待开门，叩首不计其数"，吴楚当然也应允出诊。

在多数医案的记载中，病家延请医者时，就算不像上述案例般要磕头求医，大多也算是十分礼遇。有时为了让异地的医者能即时诊治，甚至抬轿来请。有病人为了让孙一奎来看病，特别找了一艘船给他。

若是较具礼数的请医，病家还会执帖而来。另一本介绍书信套式的类书《翰墨全书》中，就有这类请医帖的样貌，如："某以不谨致疾，非先生国手不可治，专人固请，幸即惠然，以慰倒悬之望，毋曰姑徐徐云尔。"

明清时代的痘症肆虐情形严重，被视为新生儿健康的一大威胁。但当时的中国人已经开始采取种"人痘"，作为免疫的措施。因此也有专门针对种痘先生的请医帖，如：

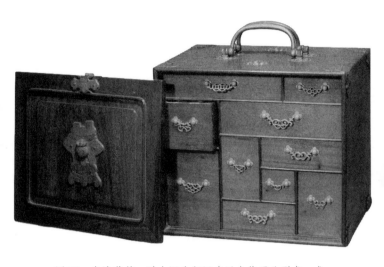

图36 出诊药箱。过去医生行医多以个体开业形式，或坐堂，或出诊；若遇有病家来求，即携带药箱上门诊治。图为清末的一个出诊药箱

立关书经手人△△，恭请△△△先生驾临敝舍，布种天花。惟祈窠窠聚顶，粒粒成珠，孩童幼女，遇此吉祥，各社孩童，托赖赐福，始终如一，万象回春。每男劳金若干、女多少叙明，挨间共膳，仰望轮流看视。今将男女名目并劳金开载。

清初小文人詹元相的日记，同样写到邀

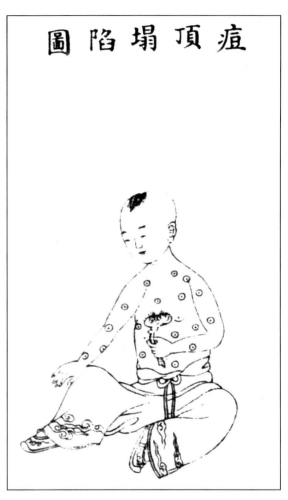

图 37 《医宗金鉴》中关于出痘的图像。观察出痘的形态是诊疗的重点

请种痘先生的过程，也跟上面这段文字相互呼应。

在詹元相居住的村落里，大家同心合力，以全村为单位，邀请一位种痘医生。当时村里众人迎来"种痘先生"后，必须先开坛作醮。之后，除了分别到各家处理孩童种痘事宜，也轮流到各家用膳。延请种痘医生之所以需要集体而行，大概是由于价格昂贵，而必须由众人分摊。至于行走于各地的种痘医生而言，能一次招揽全村的客户，也符合经济利益。

尽管多数人看来对于医生毕恭毕敬，但有时候病人要请医来家中看诊，态度可是十分强硬。一位叫作程文囿的医生，有次在家里休养。那阵子他时常感到晕眩，身体状况殊为不佳，因而待在家中养病。正巧友人张汝功来访，没想到不是前来慰问，却是告诉他有位老先生身体不佳，希望程文囿前去一诊。

人在病中的程文囿，第一时间当然回绝。没有想到张汝功似乎不打算打退堂鼓。程文囿无奈地说，既然是"汝兄强之"，他也只能硬撑着身体去替人看病。结果出诊时，程文囿还得由他人搀扶，简直是要病人治疗病人了。

通信治疗

像张汝功这样强硬的态度，连在病中的医生都可以请来一诊。只是，有时候病人没那么好运，能顺利请到医生到家中一诊，那该怎么办呢？写信或许是一个办法。

明代福建有位名叫谢邦实的举人，有次写信给远方的医生求救。信中，他抱怨近来遭遇的种种病症，包括"大便多燥而色赤褐"、"劳倦时，小便旁射，散逆如丝"、"腰腹为痛，坐久屈伸不便。"

除此之外，他也觉得近来眼力变差，要

是距离五步之内，就无法看清楚对方的脸；晚上也深受失眠所苦，因而感觉唇口干燥，虽然已经服了一些药调养，但似乎改进不多。

谢邦实对于这些病症自有一套解释。如他认为自己大便多燥，面色发红，是因为体内过"热"的缘故；至于小便旁射，则要归咎于"气之不足"、"劳而失养"，简单一点说，就是过于疲劳。

不久后谢邦实接到了回信，医生依据谢邦实的描述，一一论断病情和治疗方法。有时他以气血、五脏的理论加以分析，并且把谢邦实描述的症状，转化成医生自己熟悉的语言。

比如，针对谢邦实的视力问题，回信中就说："能远视不能近视，气有余血不足也；能近视不能远视，血有余气不足也。今贵目既不能视远，又不能视近，此气血俱不足也。"因此劝他多服"加减补阴丸"。

至于其他猜测，医生有些不置可否，只说："不要只会说些空话，而不懂得实践，这样子病只会时好时坏，怎么也无法根除的。"

回信给谢邦实的是我们前面提过的明代医生汪机。汪机是地方上非常驰名的人物，撰写了许多重要的医书，名声也远远溢出家乡的范围之外，被誉为明代徽州最重要的医家。

在一辈子的行医生涯中，他好几次收到类似的求救信函。因为无法直接面对病人，他总是小心翼翼地回信，因为他对于透过信件讨论病情的缺失了然于胸。在一封回信中他就写着："医以望、闻、问、切四者为务，蒙示贵恙，只得问之一事而已，余三事俱莫得而详矣。"换言之，医生既无法看见病人的气色，感受病人的气味，更无法把脉，单凭症状的描述，实在有所不足。

但他终究没有因此而拒绝病家，只是小

心翼翼地提醒病家，书面诊断的效果难料，因此建议对方再找其他"高明"商议。

病人之所以能与医者用通信方式求诊，有其社会经济条件的配合。明代中叶以后，随着交通状况的进步，人们已经逐渐可以传递长途邮件，尤其是民间的信函来往日趋增加。这也是为什么我们在前面屡屡看到，有许多教导人们撰写信件的参考书籍。

因此，人在福建的谢邦实，得以和远在徽州祁门的汪机接触。这种通信式的诊疗，让医者与病人的接触超越地理的限制。病人不用长途跋涉，也可以找到异地的名医。

不过，通信诊疗的方式之所以存在，除了物质条件的支持外，更重要的还是医病双方的心态。

我们并不知道谢邦实最后是否采纳了汪

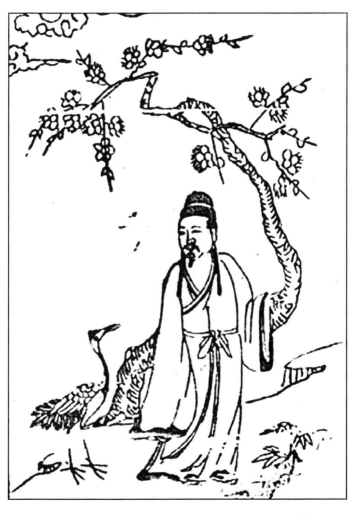

图 38　汪机的肖像

机的诊断意见，又是否得以痊愈。但我们应该这么看待谢邦实的求医之举：与其说他把汪机的诊断当成权威式的意见，不如说他是在寻求多方协助。

按照汪机给其他人的回信，我们可以推想，不管是谢邦实或是其他写信给汪机的病人，都存在一种共识，即汪机的意见只作参考之用。若是有效，自然可以采纳，若是无效，则可以再找其他医者诊断。换言之，病人不只参考某一个医者的意见，医者也预知他的意见可能受到其他医者评断。

病家多方求医，是面对疾病时常见的举措，但他们不一定都能找到正统的医者。一来延请医者需要付出一定的经费，未必人人负担得起；二来许多医者居住于城市之中，乡居农民要延请这类医者相对困难。因此，所谓多方请医，对象可以是广义的医疗者，包括巫医或走方医，而病家有时也选择不假他人之手，自行治疗。

　　就算他们可以找到同属正统的儒医，问题却也未曾稍减。因为医生彼此对于病情的判断各有不同，而治疗的方式，也可能因为各自的流派、训练，迭有差异。这么一来，医疗现场反而是众声喧哗，大家都想表达各自的意见。这形成了明清医疗文化中一个有趣的景象，也是我们下一章的焦点。

病人的意见

　　现代人看病，大多是在诊疗室内单独面对医生，有时护士或家属会在旁协助，又偶尔会有实习医生在一边见习。不过大体而言，一对一的关系，是多数临床医学的基本情境。

　　但在明清中国，看病的现场则大不相同。首先，地点就不同。尽管明清的药店中，时常会配置"坐堂医"，也就是在药店内为人把脉看病的医生。但更多时候，看病时常是在病人的家中进行的。

　　因为地点不同，医疗现场的权力关系也随之转换。当现代的病人踏入医院或诊所内，仿佛就进入了医生的领域中。病人很容易就

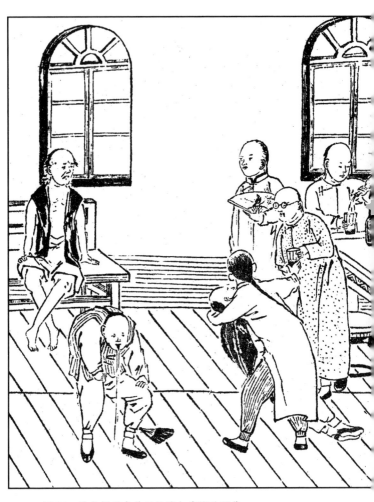

图 39　清末报刊中关于医院与痧症的图像

察觉到自己是一个外来者，是客人。尽管主人再亲切、再友善，客人终究只是短暂的停留，对周遭的事务没有绝对的主导权。

想象一下，如果情境颠倒过来，医生成了客人，而病家成了主人，会发生什么事情？

床边的喧哗

从医案和其他历史记录中，我们看到的是，病家时常找来两三名医师到家里共诊，富有人家更可以找来十余名医者。看到这个情况的孙一奎，就用"医者星罗"来形容眼前的情境。

除了医生众多之外，由于医疗在病人家中进行，所以病人的家属往往也在场。不只在场，他们甚至也会提出自己的意见。

对经济资本雄厚的家庭而言，医疗资源显然不虞匮乏。而就算是贫穷人家，也不免多方求医，吴楚笔下，有名仆人就接连看过两位医者，又更换一位"名医"，最后才找上吴楚。

对医案的作者来讲，病人经历的医者数目越多，越能表示该病之难治。而这些作者，无论是吴楚、孙一奎，往往就在其他医生都束手无策之际，翩然降临，而且一出手便成功。

因此，从书写策略的角度看，越多医生在场，越能凸显医案作者的过人之处。这可以解释为何他们总在医案中，大费周章地描述换医过程。

虽然如此，医生对换医之举还是多所抱怨，而在他们笔下，病人往往也因此受害。吴楚记录了一个病案，病人原给吴楚诊治，并服下吴楚所开的药方，其中含有人参等药。后来恰逢邻居找来专门"女科"，病人的母亲非常高兴地找来那位女科医生。

结果女科医生一看吴楚开的药方后，就说："此病或还可救，吃了人参再救不得了。"病人的妈妈听到以后，当场痛哭流涕，追悔不已，只好又回头求助吴楚。

病人的父亲知道此事，不客气地斥责："都要怪你不信吴相公的话，乱吃药，现在再看病又能怎么样呢？"倒是在一旁的吴楚，虽然心里觉得这家人实在"信用不专"，还是好心为病人一诊。

由于病人往往找来众多医生，会诊过程中，医生就有许多机会评断对方治法。有时病家在请医之时，会拿着其他医者的药方，提供给被邀请的医者参考。

多方会医的局面，因此造成医者的对立与竞争。尤其当医者的诊断与治法时而南辕北辙，医疗场面遂变成众医者的唇枪舌战。有次吴楚就抱怨，每投一次药，就要跟其他医生辩论一番，"几欲呕出心肝"。

到头来，就算他能够胜出，而让病人服下汤药，病人在这种意见纷杂的情境下，心中还是不免充满怀疑。

医者为了捍卫自己在医疗过程中的地位，有时争得面红耳赤，各种不客气的话语也纷纷出笼。有位"名医"看到吴楚的方子，竟当场就把药方丢在地上，还气愤地说："这种病怎么能够服人参和黄蓍？怎么能够服得白术和当归？服下去就要发狂了！"堪称戏剧性十足的发言。

孙一奎在江南行医时也曾碰到类似的场面。当时他正评论一位王姓医者的谬误，该名医者的学生听了以后，不无警告意味地对孙一奎说："还好我的老师不在这里，否则他听到有人评论他的药方，一定会往那人脸上吐口水。"

身经百战的孙一奎听了，也只有笑而回答，如果身为正确的一方，那吐人口水还有道理；不过如果自己是错误的，那"是自唾且不暇，何暇唾人？"

换医的逻辑

为何病人要一直更换新的医生，大概是因为病情一时之间无法好转吧。

吴楚自己有碰过一个有意思的案例，足以说明病人的心态。当时他的母亲因为家务辛苦，身体不适，又因为隐忍不言，病情转剧，最后竟成"疸症"，浑身面目发黄。身为医者的吴楚，自是要亲手为母亲救治。不料连续几日，几番服药，母亲的病情却是时好时坏，不见起色。

对此，一旁的妻子不禁开始质疑吴楚，要他"接高明先生商酌，不可单靠自家主意。"不过吴楚对此十分抗拒。他对妻子说，那些所谓的名医只会看病的表面，而无法认识"病之真情"，所以拒绝了妻子的提议。

但吴楚之妻仍不放弃，继续说：还是接来一看，免得他人议论。这下吴楚更为激动地强调，他要的是实效，是把病给治好，才不管别人怎么说。

吴楚在医案中，对于夫妻之间的对话，下了这样的批注："妇人之言不可听也。"

最后，吴楚还是选择独力救治，没有延请其他医者。吴楚的母亲，后来果然在他的救治下完全康复。新年拜庆时，吴楚回首过去这段日子，心里十分快慰，特别强调，若非自己心意坚定，恐怕母亲早就要丧生于他人之手。显然对吴楚而言，母亲之所以痊愈，全有赖于自己在妻子的压力下也未曾动摇。

但抛开吴楚后见之明，重新省思这个案

例，也许吴楚的"不换医"反而映照出"换医"的合理性，或者，我们至少更能体会吴楚之妻的立场：当医者的诊治屡屡不见功效时，该如何要求病人对医者投诸全然的信任？

反过来说，病人服下药剂后，若能明显感受到改善，自然无须换医。因此，走方医擅长的"速效"，又暧昧地成为某些医者标榜的价值。吴楚就反对"治重病，先需用药探之"，在他心中，若能一眼看穿"病之真情"，自然能一发中的。

从上面的故事看来，当医疗场景转换到病人家中，病人似乎有了更多的主导权。他们可以多方请医，在无法立即见效时，又不停换医。结果，医者有时反而像是呼之即来挥之即去的匆匆过客。而在这个空间里，数名医者彼此对话、竞逐的场面，已是常态。

但医病的互动还不止于此，病人的亲戚

与家属乃至于友邻，同样活跃于医疗过程中。他们或指指点点，或强力介入，为医病的互动增添更多复杂的变因。

多方的角力

下面这个实际的病案，就带我们从一对一的单纯关系，进入医者、病人与家属三方互动的情境。

故事主角是一位六十三岁的老夫人，也是医生程茂先友人的母亲。她因为染上霍乱，上吐下泻，无法进食，甚至贴身服侍的奴婢都被她"毒气"所染。

老夫人原以为已无希望，交代家人办理后事。但程茂先得知后，觉得还有余地。于是先用"攻下"之法，让老夫人排出积秽之物，又用人参、黄蓍、黄连、槟榔等十余味药为其调养。

老夫人病情虽然稍见好转，但仍感觉

"胸膈不宽"，怀疑是药中的人参所害。因此，程茂先虽然逐次加重人参服用量，却刻意不让老夫人得知。

这个迎合之举，当然让被蒙在鼓里的老夫人更加肯定自己的想法，有回她特别叮嘱自己的儿子方叔年，也就是程茂先的朋友说："这几天病况转好，千万不要再让我服人参了。"

与程茂先交好的方叔年，既然详知内情，当然也只能唯唯应命，另一方面却是阳奉阴违，仍和程茂先协议，沿用本来的方子。经过三个月的调养，原本濒死的老夫人总算得以痊愈。

能让病人从极危中复生，程茂先认为有一半的功劳要归于方叔年，是他如此配合演出，才能让医疗顺利推行。

程茂先有此感触，自是因为病人对他的

质疑。虽然故事中不见匆促换医，但显然病人自己颇有主见，不打算完全照着医生的方式走。

这个故事显示了医者、病人与家属三方的微妙关系。病人虽有自己的意见，医者却与家属联合阵线，配合行动。

有趣的是，是否要服人参这件事，经常是明清医生与病家产生龃龉之所在。吴楚曾经力劝病人服用人参，可是对方不仅不信，还跑去问另一位名医，而对方更强烈建议他不宜服用，让吴楚感到百般无奈。

在这些故事的最后，都是病人因为病情加重，而终于不得不信服医者的诊断。但我们也看到，很多医疗过程宛如一场多重奏，不同的声音先后出现其中。发言人可能是其他的医生，或是病人本身，又或是周遭亲友。

女性的沉默

孙一奎医案中有另一则案例，病妇年仅二十一岁，却是由她的丈夫出面延请孙一奎。孙一奎把完脉后，病人的丈夫上前询问病情，两人遂讨论起来：

"予曰：心神脾志皆不大不足，肺经有痰。夫曰：不然，乃有身也。予曰：左寸短弱如此，安得有孕？夫曰：已七十日矣。予俯思乃久，问渠曰：曾经孕育否？夫曰：已经二次，今乃三也。予曰：二产皆足月否？男耶女也？"

这样一来一往，逐渐深入的讨论过程，丈夫这才坦承，妻子怀头一胎时，九个月便早产，但"水火不分，胔肉一片"，产下之后也没有哭声，已经是个死胎。第二胎又是如此，细查之下，甚至发现婴儿的口中没有长出舌头。

值得我们留意的是，尽管这一段讨论的

主角是生产的妻子，但她从头到尾都没有说出任何一句话，没有为自己的身体状况做说明。相对地，商讨病情的是病人的丈夫与男性医者孙一奎，而真正患病的女性反倒沉默无语。

有时候身为女性的病家虽然有发言权，却缺乏主导权。这在妇女医案尤其常见，因为与医者交涉的往往是她们的丈夫或儿子。这与儿童因缺乏表达能力，而需要由父母代言的情形不同。当我们说明清的病人具有相当的发言权时，这样的沉默就格外值得留意，它显然不是一个普遍的现象，而是特定性别关系下的产物。

有时女性的沉默是有难言之隐。孙一奎碰过一个案例，就是由于妻子患了隐疾，而由丈夫代而向医者求诊。根据孙一奎的描述，该名丈夫"三造门而三不言，忸怩而去"，之后再来，都还没说话，脸就先红了一半。还是在孙一奎的谆谆善诱下，他才坦白自己妻子的下体长出异物，因此特来求诊。

尽管从孙一奎的职业生涯看来，他的医生事业没有受到"男女授受不亲"这类观念的限制，但在某些关节之上，他的性别身份仍然影响了医疗的进行。

家属有意见

不过，医案中还有另一类女性，既非沉默，但也未必直接与医者互动。她们是病人家中的女眷。医者时常将她们塑造为无知、迷信或容易惊慌失措的角色，并视为医疗过程中的杂音。

如程茂先笔下一位年约三十的妇女，起初月经不至，服下某医者的药剂后，反而血流不止。百日内找来扬州八位名医，均束手无策。终于让程茂先上场，细审之下，判定并非血崩，而是死胎。

病人的姑媳见了程茂先的诊断，纷纷窃窃私语道，"尝闻间或漏胎者有之，每月漏胎者亦有之，未闻百余日而红，脉不断者，尚云是胎，无怪乎诸医之难查也。"显然对程茂先的诊断啧啧称奇。

但数日之后，病人因服下程茂先的药方，产下死胎，昏厥于净桶之上，这些家中的妇女竟是围绕着病人而束手无策地哭泣。最后还是病人公公出面，叱喝她们："尔辈悲号，何益于事，速延程公或可复生。"

吴楚也遇过类似的情境，当时他受邀为一名产后妇女治病。此前她已经为这名妇女看过几次病，但病人停止服药后，病又再次复发。

病家就近找来医家诊疗，该名医者看了吴楚的方子后，惊叹："产后如何用得此种药，此命休矣。我不便用药，仍请原经手治之。"

176

病家这才紧急把吴楚请回来。吴楚诊脉之后，判断病情并不严重，却发现家里的女性都"皆环立床后及两侧担心窃听"，而在他诊断后，还担忧地说，此病一定无法救治。即便吴楚已经宣告病人无恙，也没有人相信，"再四盘问"。

无论在程茂先或吴楚的故事中，女性角色仿佛是为了衬托医者或家中其他男眷的冷静和镇定。就是在一般医书中，女性对医疗的效果也往往是负面的。明清的产科医书，时常这样描述："孕妇临盆，原羞见人，或有亲戚在旁，又不便赶逐，未免焦躁，且人多则言语混淆，嘈嘈杂杂，令产妇心乱，或在门外窗下探望窥伺，唧唧哝哝，犹令产妇心疑，产家皆当忌也。"仿佛女性总是吵吵闹闹，徒增医疗时的麻烦。但这些例子也描绘出一个充斥着女性的医疗空间，这些女性或环立窗边，或在门外窥伺，无所不在。

换言之，虽然对外与医者交涉的人可能是男性，但真正担任医疗照顾者的却经常是女性。这种空间的成立，当然也与病人本身的性别有关。当病人为女性，尤其涉及生产等问题时，家中的妇女更有机会或是更理所当然地接近病人。

　　相对于妇女的医案，我们在男性病案中，似乎比较少看到女性的介入，过程也因此相对简单。这或许并非因为女性在医疗过程中的缺席，而是她们缺乏发声的空间、渠道或机会。

　　在这些病案中，更常提供意见的是病人的朋友或兄弟，而这些意见会成为医疗决策的临门一脚。如方叔年侄子生病时，他的兄长方鸿宇持着程茂先的方子而犹豫不决，方叔年便告诉他："茂翁自有真见，听其裁酌可也。"

　　方鸿宇果然也就接受了他的意见。换言之，在男性的病案中，虽然也有病人与医者

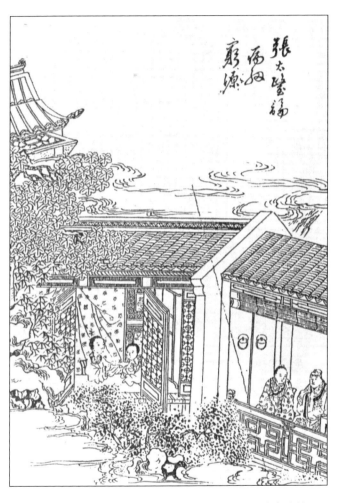

图 40 《红楼梦》中张太医进大观园的图绘，其中的性别分界相当清楚

的冲突或协商，但是病家本身的分歧却是相对少见的。

从这些例子，浮现出一个更复杂的医病关系：医者虽然可以绕过病人，与家属打交道，但家属内部也可能出现分歧的意见。医者、病人与家属彼此合纵连横，架构并推动着医疗的开展。医疗空间是一个多方势力在其中竞逐的场所，没有人在其中有绝对的决定权。

而我们也注意到，这种不同意见的角力，时常巧妙地被医者转化为性别差异与冲突。无论如何，在明清的医疗情境中，医者很难全盘掌握医疗的进程，也缺乏绝对的决定权。

病人之死

　　有次医生程文囿的旧识许礼门，因侄媳生病而找上门来。交谈之际，程文囿提到最近看了两名女子，最后病人皆不治而死。许礼门听了以后，有些担心地问道："我的侄媳病况好像跟这两人很类似，该怎么办？"

　　程文囿进一步追问病情，却发现恐怕难以回天，只好向许礼门说："我刚刚提到的那两名病人，当时我前去看诊时，病人的状况还算好。但就算是这样，都救不活了，何况是你们家侄媳这种状况。"话说完便要离去。

　　此时许家一名仆人突然出现，希望程文囿能为他的妻子一诊。程文囿一问病症，竟又是跟前述三人一样的病症。程文囿因此说：
这可以不用看了。

这时许礼门却跳出来，坚持要程文囿前
去看诊。众人就在这么推托之间，来到了仆
妇之家。程文囿纵有些无奈，几次推托，仍
勉强地开了一帖清解暑热的药方。

隔日，仆人来向程文囿回报，许礼门的侄
媳已然病故，不过他的妻子已稍见好转。尔后
程文囿继续为她调养，仆妇最后终得以痊愈。

这故事经过程文囿的剪裁，剧情转折显得
颇为突兀。但仍能反映医生面临难治之病或不
治之症时的反应。当他屡次推辞不肯治疗病人
的症状，对他来讲，既是死症，多看无益。

程文囿根本还未尝试救治就已经拒绝病
人，这样的事情若发生在今日，恐怕要在媒
体上引发轩然大波，遭大众挞伐。但程文囿

似乎不以此为耻，反而记载在自己的医案之中，企图让读者们知道。这个奇妙的案例，促使我们思考在明清社会中，医生与病人之间的"伦理"和"责任"问题。

何谓良医？

所谓"伦理"，可以指医者与病家双方如何定义"良医"。对于这个问题，直接的办法是考察历来文献对"良医"的说法。这种定义时而出现在医书中，尤其在明清两代大量出现。

医者反复呼吁高尚的医德标准，说来不外乎三个方向：一是心存仁爱，二是精进医技，三是轻利重义。如明代医家龚廷贤就写下《医家十要》，要医者"存仁心，通儒道，精脉理，识病原，知气运，明经络，识药性，会炮制，莫嫉妒，勿重利。"这与吴楚的"兰丛十戒"有不少呼应之处，也与明清许多医家的发言相仿。

细观医者提出的伦理准则，我们不难体会他们心中的良医想象。有学者仔细研究这些伦理规范后指出，它们反映儒医与其他医者间的资源争夺：前者不停想要垄断医学的主导权，进而在文字操作中塑造出属于儒医的正统。

在前面的章节中，我们曾经从全科和专科，以及医者竞争的角度，思考医生如何在一个纷乱的时代里，定义他我的关系。这是另一个伦理的面向。

在此我们可以转向伦理的另一个议题，即医者的"责任"。这是传统医者很少直接讨论，却又不得不面对的问题。对此问题医者缺乏共识，众说纷纭，但我们仿佛可以在不同的意见中，隐约感觉到医者共享的某些心态。

比如程文囿的案例，要引人好奇：医者是否可以拒绝病人，或何以拒绝病人？病人的生死该由何人负起责任？是医家或病家？或者，究竟何谓"负责任"？

清代有篇名为《名医不可为论》的文章，把医者面对这个问题时，心态的矛盾和困境讲得最为透彻。

文章的作者名叫徐大椿，也是一名医生。他在文章中指出，病家往往在处理轻小之症时并不寻求名医，唯有在病势危笃、近医束手之际，才期盼名医一到，就能起死回生。

但作者认为这是病人对名医投以过高的期待，毕竟病情拖延至此，名医也要束手无策。他因此告诫同业："若此病断然必死，则明示以不治之故，定之死期，飘然而去，犹可免责。"前面提到程文囿的故事，仿佛就是这段话的化身实践。

为什么当病人一定会死，医生就要"飘

然而去"呢? 这篇文章继续说, 若不这么做, 到时候所有的责任都归于医生一人。徐大椿强调:"人情总以成败为是非, 既含我之药而死, 其咎不容诿矣。"相较于一般医书中高蹈的道德诉求, 这番话充满现实感, 更像是长期行医经验的反映。

徐大椿绝非唯一意识到此问题的医者。另一位医生余含棻, 也建议同行治病时, "宜看病家用药"。

他说, 如果碰到贫穷之家, "宜切实施治, 不可作世故周旋也。"因为贫穷人家没有什么渠道可以接触医生, 就算接触得到, 也请不起, 所以只要随便有医生愿意到场治病, "不啻菩萨降临, 药王再世, 立方用药, 急觅煎服, 并无疑心。"既然病人这么听话, 医生当然不用耍什么世故花招。

不过富贵人家可就不一样了。余含棻强

调这些有钱人麻烦得多，因为他们平时交游广阔，生病时也可以找到名医。但这些名医往往都治不好病，结果等到一个"真医士"出现时，病家已经对医生失去了信心，换言之，是谁都不信。而医生开的药方，他们未必愿意配合。在这种情况下，余含棻竟然给了同行一个让人吃惊又迷惑的建议。他说，此时医生若还傻傻地对症下药，不但不见得治得好病人，说不定还要惹来一堆麻烦。

余含棻与徐大椿把医者的伦理实践，具体放在医病交往过程之中，敏锐地察觉到医者可能要负担的责任问题。他们把抽象的道德诉求，转换成了实际的行业规范。正因如此，他们反而敏锐地察觉到医疗行为内在的风险，笔下才会出现让现代读者意想不到的观点。

预知生死

从以上的讨论看来，难治之症固然是医者展现自己过人医技的绝佳机会，却也要

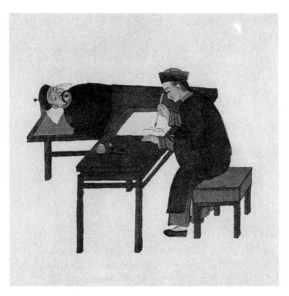

图41　断人生死可以是传统中国医生的一项特殊技能

背负失败的高度风险。医者因此要"择病而医"，而在面对病人求诊时"辞而不往"。

　　现代读者看到这类记载，或许不免要生出疑窦。直观上我们认为医者存在的目的是救人，至少是尽可能活人生命，如何还能挑选病人，甚至"见死不救"呢？更令人讶异的是，有些辞谢离去的医者，不但未受病家追究，反而获得厚谢。何以如此？

病家抱持的宿命论或许是一种解释。

程茂先有次亲自为他有孕之妻调养，不料下错一帖药，几乎导致妻子小产，几番折腾才挽回情势。程茂先认为自己按照医理行事，却经历这般曲折，不禁感叹："岂真天意有在焉？"许多病家在医者束手之际，也只能祈求神迹。换言之，既然是天意注定，那么人之死活就不是医者所能控制的。

不过宿命论只能解释一部分人的心态，很多人对此仍不以为然。

清代小说《姑妄言》就嘲弄医者道："病若好了，夸他的手段高明，索谢不休。医死了呢，说人的命数修短，潜身无语。真个是：招牌下冤魂滚滚，药箱内怒气腾腾。"可见医者未必能用宿命论来自圆其说。

我们因此还可以思考另一个面向：在传统中国，活人生命固然是值得尊敬的善举，但"决人死生"也是医者追求的理想。我们要用两位上古名医——扁鹊与淳于意的传记，来说明这一点。

　　在《史记》一书中，史家司马迁透过各种角度，描绘了扁鹊的过人医术。其中田齐桓公的故事，司马迁一步步揭露出扁鹊和病人之间的互动。

　　一开始，扁鹊第一眼看到田齐桓公就看出他身上有疾，而且"疾在腠理，不治将深。"田齐桓公不信，还对身旁的人说，扁鹊不过是想要借此牟利。

　　五天后，扁鹊又见到田齐桓公，他再次告诉田齐桓公他身上有病，而且病已经从"腠理"进入"血脉"。田齐桓公坚持自己没有生病，甚至对此有些不悦。

接下来每过五日，扁鹊去见田齐桓公，一次次警告他，并已经从"血脉"进入"肠胃"，又从肠胃进入"骨髓"。而一旦进入骨髓，扁鹊说，那就没救了。扁鹊留下这句话五天后，田齐桓公果然感觉到自己身体有异，想要赶快找扁鹊回来。可是扁鹊早已经离开，而固执的田齐桓公也只能抱病而死了。

仔细阅读这段文字，读者仿佛遇见有些熟悉的叙事结构：一方是洞察先机却又无能为力的医者，另一方是执迷不悟却握有决定权的病家。

这种叙述手法和明清的医案十分类似，我们在本文中已经看过许许多多的案例，并非医者无力治疗病人之疾，而是病人无知地拖延，才让病情难以回天。因此，病人死亡并非医者的责任，反而吊诡地衬托出医者的高明。

看看另一位医生淳于意的故事，这一点

更加清楚。司马迁写道，当时汉文帝将淳于意召至面前，要他交代自己擅长的治病之法、学术渊源、训练经历以及他所治疗的病患及其过程。身为臣子的淳于意，当然就一一托出。

不过，在淳于意所说出的案例中，却未必都是起死回生的记录。相反地，《史记》上所记载的二十五个案例中，就有十个病人最后不治而死。

但这却不妨碍淳于意成为一位良医、名医，甚至是神医。因为病人之无法治疗，早已在淳于意的掌握之中。病人死亡，反倒是证明了淳于意未卜先知的能力。

透过这两则古典的案例，我们可以重新思考医者的伦理问题。有时候，病人死亡似乎并不直接指向医者的无能，而有更复杂的意义。

其一，如果医者早已诊断出病人的"死候"，那么病人死亡反而成为医者高明的例证。这样的想法出现在《史记》中，也出现在明清医者的医案中。

孙一奎就曾经断言病人得了不治之症。当下病人还质疑他："别的医生都没这么说，怎么只有你这样认为？"结果，七日后病人果然病逝。按照孙一奎的说法，这件事情在地方中蔚为奇谈，其后大家都传说他能够"决死生"。

有了这一层背景，我们就不难理解，为何医案的作者们在倾向强调自己成功故事的同时，仍会在医案中记下病人病故的案例。这两个看似矛盾的事物，至此竟有着奇妙的一致性。

另一方面，死亡的责任未必在医者手上，病家也得负起责任。

前文提及的徐大椿就认为："人之死，误于医家者，十之三；误于病家者，十之三；误于旁人涉独医者，亦十之三。"只要看过了医疗现场的众声喧哗，我们不难理解徐大椿的说法。

当医疗的决定权掌握在病家手中时，医者对病人死亡的结果究竟要负多少责任，其实有很大的模糊空间。至少医者不再需要独自承担医疗结果，他可能只是中途加入的参与者，或仅仅提供参考意见，而没有全然的决策权。

许多医者也都意识到这一点。程茂先面对病人的死亡时，就曾毫不惭愧地对病家说："这是前面医生的问题，不是我的错。"而据他所言，在场众人亦"皆首肯余言，深恨相接之晚。"

另一方面，病家反倒得为医疗过程负责，

吴楚也曾经理直气壮地指责病家："余尽力为尔家救命，而尔家犹复怠缓自误，此何说也？"

既然病人得要为医疗负责，当时社会因此还出现所谓《病家十要》。其中告诫病人："择明医，肯服药，宜早治，绝空房，戒恼怒，息妄想，节饮食，慎起居，莫信邪，勿惜费。"这段文字出于写过《医家十要》的龚廷贤之手，对他来说，治病是双方共同的功课，而非医生单独对付疾病。因此，医生和病人在面对身体与疾病时，都得小心翼翼，戒慎恐惧。

"我当偿命"

不过要谈责任问题，还有一个重要环节不可忽略：法律。法律是否有介入医疗的纠纷中？又是如何判断责任的？

在明清两代的法律中，对庸医杀人其实都有惩戒的条款，如《大明律》就明定："凡庸医为人用药、针刺，误不如本方，因而致死者，责令别医辨验药饵、穴道。如无故害之情，以过失杀人论，不许行医。若故违本方，诈疗疾病而取财者，计赃准盗论；因而致死及因事故用药杀人者，斩。"

简单来说，庸医杀人最重甚至可以被判处死刑。而清朝的法律大致也延续明律的口吻，对庸医杀人制定严厉的惩罚条款，并在过失杀人之下，增加"依律收赎，给付其家"等规定，似乎将医疗产生的纠纷转化为经济性的计算。

但需要追问的是，这样严厉的法条在明清两代实践的情形如何？有多少庸医因为过失杀人，而被判定不许行医？又有多少庸医恶意杀人而被斩？答案恐怕很少。

当文学作品中不断出现庸医杀人的描述，留存的法律记录却是不成比例，一本清代小说有言："《大明律》中，虽有庸医杀人的罪款一条，从来可曾见用过一次？"

官方之所以较少介入医疗的争议，一方面固然是对地方医疗事业控制的退缩，另一方面大概也是因为过失难以追究。对地方的行政官员而言，医疗所造成生命的伤害，很少是他们关心的问题。因此，我们只能零星看到一些医疗法律案件。

其中一个例子是这样的。当时徽州地方上有一位名为吴质的男子，找来医生郑荆源为自己的儿子看病。但是因为迟迟无法见效，吴质就想换个医生。郑荆源却说他愿意签约，保证将此病给治好。双方签了约不久，吴质的儿子还是不幸地不治而死。双方遂闹上了官府。

地方官看了之后，自然是要谴责医生一番，说他医技不佳，应该感到羞愧。奇特的是，官方最后的判决，是要求郑荆源将当初收受的金钱扣除药费后，都退还给吴质。判决的最后说，这是为了要补偿吴质的丧子之痛。

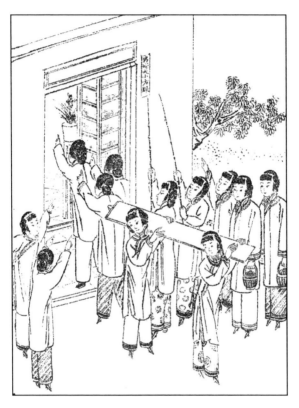

图 42　清末报刊中医疗纠纷的场景，一群妇女正在拆下医生的招牌

这则医疗纠纷案件得以成立的原因，正是因为医者提出要"立约包谢"。在此案例中责任的指向非常明确，这证实了医疗纠纷的罕见与责任归属的困难有密切的联系。但更值得注意的是判官的心态。他既不是以庸医伤人的角度判决此案，也没有打算中止医者的行医事业，反倒是要求医家把所得之财归还病家，以平息争议。

官方态度如此，病家也只能自寻出路。碰到类似案件时，他们未必寻求法律的协助，而宁可选择另外两种途径：一是徇私报仇，二是诉诸报应。有位名为吴汝拙的文人，因父亲被庸医所害，持匕首就要手刃庸医，还说"所不心父仇者，非夫也"，凶狠地让庸医赶忙逃窜藏匿。

若是不能亲手泄愤，病家也只能期待天理昭彰，杀人的庸医终将受到天谴。这想法显然不只存在病家心中，许多医者对庸医的口诛笔伐，也从报应角度出发，吴楚就说："人有病，医亦有病。欲医人，先医医。人病不藉医，安能去病？医病不自医，安能医人？夫人病不医，伤在性命；医病不医，伤在阴骘。性命伤，仅一身之害也；阴骘伤，乃子孙之害也。"

另一位徽州医者徐春圃则告诫医者"庸横早亡，人皆目击"，他并举了一个实际的例子，说是最近有士人被误诊而死亡，家人告上法庭。想不到医生只被打了几个大板，就被放走了。但徐春圃接着说，事情发生不到一年，医生就被盗贼肢解而死。"岂非天道之报耶？"徐春圃如此说道。

这么看来，医者的责任在明清时代确实是个暧昧的问题。不过，这不意味着明清的医者全都不负责任。吴楚就曾经对不信任他的病家说："但依我用药，若死，我当偿命。"但这句豪气干云的话，反而凸显这个时代缺乏明确论述与外在制度的规范。

　　简言之，明清的医疗文化既未把负责任视为医者的义务，官方的法律也缺乏惩戒医者过失的机制，医者是否愿意肩负起医疗责任，只能回归个人的选择。他可能是出于宗教性的原因，或像吴楚一般对于自身道德的要求。负责任一事，终究没有成为医者职业伦理的一环，也始终是明清医病关系的尴尬问题。

结　语

　　在前面的篇幅中，我们回到几百年前的医疗情境，从一个又一个的吉光片羽中，尝试着捕捉当时医生与病人的活动与互动。

　　我们发现医生在儒学和医学之间摇摆的矛盾心态，或是医者企欲攀附于儒的心理；目睹明清地方社会中，热闹的医疗市场与形形色色的医疗行为，更看见病人与医生之间的对话、冲突和妥协的过程。由此又进一步发掘，在异时空的医疗环境内，伦理和责任如何衍生出奇妙的面貌。

　　关于明清的医者与病人，必然还有许多有趣的故事是本书尚未触及的。在有限的篇幅内，我们自然不可能穷尽其中的种种曲折与细节。不说别的，光是疾病本身的多样性，就足以引发这样的追问：医生与病人的互动，会随着疾病的不同，而出现什么差异呢？比如，人们对待急症与慢性病，显然会有大异其趣的态度和方式。此外，就算是已经触及的课题，在这小书中往往也只能在极为简略的篇幅中，稍加讨论。

故事怎么也说不完。但与其漫无止境地讲下去，不如让我们换个角度，从另一种角度切入，或许可以帮助我们对前面的篇章，有更深入的理解，更多的想象空间。所以，在旅程结束之前，我们要先绕个路，去看看同一个时代医疗在欧洲的情形。

医疗市场与医生

从十六到十八世纪，西欧官方对医疗资源尚未建立起强力的控制体系，对医者的管制亦不严格，看来跟中国相去不远。但仔细比较之下，西欧社会其实仍有几种不同的机制，介入当时的医疗市场。

比如，欧洲的教会与大学，都有认证医者的制度，职业公会尤其发挥了重要的功能。以英国为例，社会上就存在三种与医药相关的公会组织：医师公会、外科——理发师公会（这两种职业在当时被视为同行），以及药师公会。而公会对旗下的各自成员，都有不同程度的限制。

尽管存在这些管控机制，但当时有许多人会拿着神秘的药品，到大街上去摆摊叫卖。这些人被称为 quack 或 charlatan，若翻译成中文，或许可以称之为江湖郎中。从现存的一些图像看来，他们是花招百出，吸引了人群的注目与围观，大受欢迎。

西欧近代的医疗市场，同样有些多元甚至混乱。过去的历史学者觉得这些非主流医生不足一哂，早该扫进历史的角落。就如同研究中国历史的学者，认为巫医是迷信落后的表征。

但今天我们看待这段过往的态度有些不

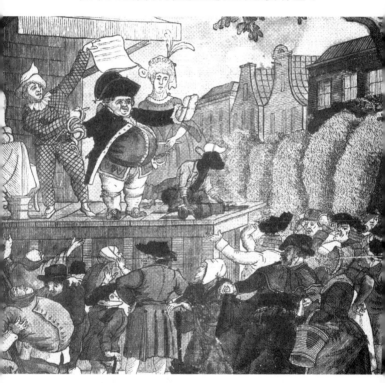

图43　在西欧的医学历史中也存在江湖郎中

同。尽管这些边缘医生看来有许多滑稽，或以后见之明看来是错误的举止，但在历史的篇章中，他们仍该占有一席之地。忽略这一点，我们无法准确理解当时的医疗市场，从而可能误解当时的医疗文化。

因为，无论是哪一种医者，主流或是非主流，博学还是平庸，都生活在巨大的人际网络和社会互动中。他们与同好交流，与异己竞争，在各种不同的情境下抉择行动。当个人的故事与社会网络交织在一起，我们就要同时注意更为辽阔的时代脉络。

从明清中国的脉络出发，我们在在看到医者意欲攀附于儒学的心理，乃至焦虑。吴楚的《医验录》，是这种心态最有趣的现身说法。他每每在笔下突兀地为自身科考挫败辩解，处处流露出不以医业为足的态度。然而综观吴楚一生，他主业未成，反倒被视为副业的行医一途，成为他引以为慰的事功。

从医疗市场的角度来看，儒医身份可以是一种区辨的策略。儒医强调阅读经典，从内科转而全科，这是金元以后中国医学的趋势。至于各式专科，及其所善用的手法如针灸、按摩等技巧，均随之边缘化。原本擅长以针刀治疗的喉科医者郑承瀚，也在与市场的互动中，逐渐向内科形象靠拢。

这个趋势影响所及，在当代的中国医学史研究中往往也是重内科轻外科，将后者视为西方医学的特征，而各类专科更有如被遗忘的传统。我们几乎难以想象，在前近代的中国，人们对于种种不同的专科医学，甚至用刀法割剐身体等医疗方式，曾发展出相当精密的知识。

医生与政治

乍看之下，近代早期欧洲与中国的医疗市场有些类似，但是后来两者却走向了不同的方向。

十九世纪，随着国家力量在西欧各国的崛起，中央政府进一步加强对国家医疗和公共卫生的控管。法国大革命是个关键，当时法国督政府曾经发表言论："一项积极的法律，应该强制任何想成为医疗人士的人，经历长期的学习和审查委员会的严格考试；科学和习惯应该受到尊重，而无知和无耻应该受到压制；公共刑罚应该能够威慑贪婪，制止无异于谋杀的犯罪。"

英国虽然并未出现如法国般强力的中央集权政府，但医生公会也获得政府的支持，进而建立起自身的权威，对各种非正统的医生，有越来越高的支配权力。同样地，当时欧洲中部的日耳曼地区，政府也对医疗进行管制或监控。这是一个普遍的变化。

为何中西社会出现这样的歧异？医生与政治之间的距离，或许是个切入点。

十七世纪荷兰医生杜尔 (Nicolaes Tulp)，

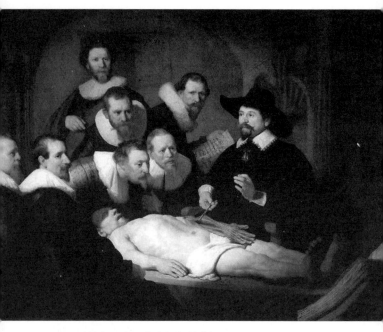

图 44　杜尔医生正在传授解剖学知识

是个著名的解剖学家。但他不只担任医生，而是由医而政，逐步跻身荷兰权力核心。杜尔医生进入政界后，与许多医界友人共同研议，积极擘画荷兰境内医学教育与管理机制。

相较之下，中国医者能像杜尔这般参与政治者，似乎是少之又少——别忘了他们大多是落第文人——对于制度的建立也兴趣缺缺。

同样地，明清两代中国始终没有出现如医生公会般具有规模或影响力的结社，就算有，大多昙花一现。正如孙一奎的故事所显示，明清医生的世界，似乎与其他医者缺乏职业上的联系，当然也就谈不上组织的可能。

孙一奎虽然与社会上有头有脸的士人交往，但友谊网络并未推动医疗管控的机制。许多医者虽然对庸医泛滥的现象深恶痛绝，因应的方式也只是诉诸伦理规范或是因果报应。当然，中国的医者不是没有公共角色的一面，不过他们大多是参与地方善举，与政治的距离相对遥远。

要迟至十九世纪末叶，中国才开始模仿西方先例，推行包括考试在内的管理制度。直至二十世纪初期，这样的管制仍一再引起抗争，甚至激发中西医相互的对抗。这是另一个有趣的议题，无法在此细讲。

医病的互动

缺乏管制的医疗市场，在在影响了医病间的互动。明清的病人喜爱寻求巫医、走方医这一类"非正统"的治疗者，在西欧也一样，甚至是邻近中国的日本，也有所谓"薮医"的传统。在当时，面临疾病的病家并不只有单一的选择，甚至不一定要"求医"，自行治疗可以是相当普遍的行为。

就算同样是寻求医生的协助，近代早期的欧洲与今天的情况也大异其趣，反倒是与同时代的中国更为类似。双方的病人都倾向于多方求医。只是医生的反应有所不同。

十八世纪的英国医生博西伐 (Thomas Percival) 曾经出版过一本《医学伦理》(*Medical Ethics*)，其中特别教导医生如何面对病人多方求诊，或者，当医疗现场有诸多医生时，彼此应该如何相处。

　　按照博西伐的说法，当医疗现场有多位医生时，彼此应该维持某种伦理位阶，资浅医者要避免反驳资深医者的意见，以保持后者的威望。这似乎反映出当时英国医师，已

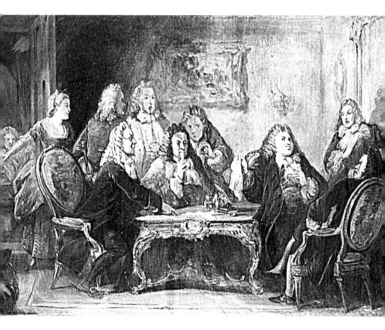

图 45　众多英国医生齐聚一堂的景象

经出现了专业团体的概念，也就是意识到医生之间应该相互支持，维持群体的威望。

除了多方求医外，近代早期欧洲的病人，也会以通信的方式向医生求诊。医病双方对这种医疗方式都习以为常。今天我们还能看见这些通信的内容。

有趣的是，医生在通信的治疗中，时常不忘与病人协商酬金事宜，甚至要求双倍的回报。有历史学者认为，这透露出十八世纪，资本主义开始萌芽带来的新现象。随着经济发展，人际交往也随之商品化。

从我们的故事看来，中国的情形可能要复杂一些。至少人际交往间的商品化，还没有如此明显与直接。病家求医后，时常报以金钱以外的酬谢，包括协助出版医书。对医者来讲，他们追求的不只是财富，还有声誉，以及随之而来，病人投以的信任感。也就是说，具体物质之外，医者与病人还存在另一个层面的象征性的交换。

另有学者从医病的书信中，注意到另一个重要的角色：代为写信的中介者。这个第三者，为原本不熟识的医病双方，搭起了桥梁。他的存在，是医病两方相遇的关键，他对疾病的转述，也成为医病沟通的重要素材。

这再次提醒我们，医病的互动不是一对一，而是在更为复杂的人际网络下进行的。在中国也是一样，病人之间交换医者的讯息，或是透过第三人延请医生看诊，而这样的人际网络还影响了他们对于医疗的选择。

喧哗的医疗空间

在明清中国没有一个制式、犹如现代诊所或医院般的医疗空间，医疗进行的场合很不固定。有些药店会找来坐堂医为病人看诊，有时病人到医者的家门前求诊，但更多时候医疗发生在病人的家中。

这些现象在十六到十八世纪的欧洲也是十分类似。此时西欧的所谓"医院"组织，比较接近慈善机构，和今天我们想象的医院有些不同。西欧的医生，也就与中国的医者一样，需要到处巡回看诊。

在这个情境下，无论在中国或西欧，医者要面对的都不是单一的病人。

前面已经说到，多方求医的行为是中西皆然，因此在医疗进行的过程中，医者都可能面对不同诊断意见的挑战，病人的家属更是时常参与其中。

无论判断正确与否，病人或病人的家属总不吝说出自己的意见。研究西欧妇产科的历史学者，甚至发现家属的意见，常常凌驾于病人和医生之上，决定了一切。这样的医疗过程，因此成为医病间的多方角力，并开启了医者与病家间巧妙的合纵连横。

那么医者的责任呢？在十七、十八世纪的英国，法律权威已经进入医病互动之中，

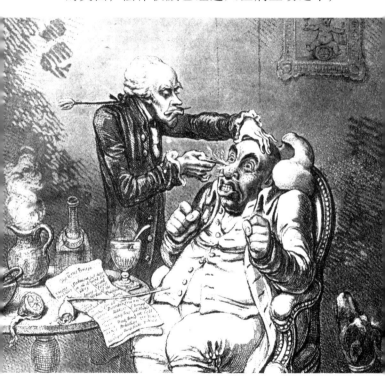

图 46 在欧洲传统中，嘲弄医生的图像所在多有

一些医疗纠纷的法律案件也因此产生。但也有人主张，此时整个医学伦理的标准，主要规范力量不在国家，而是教会。

至于在中国，既无国家力量，也无教会组织，病家若非自认倒霉，就只能动用私刑，或是期待天理报应。尽管传统医者并非全然不负责任，不过责任的确并未成为医者的职业规范，最多成为医者个人的道德修养或选择。

从历史到当代

研究西方医学史的学者认为，当代医学面临着一大吊诡：当代医学在治疗上固然取得巨大成就，却又饱受质疑和攻击。这些批评一方面是对医学和科学知识本身的商榷，人们开始注意到所谓"不断进步"的背后可能隐藏的风险或后遗症。

另一种批评是针对医病关系的变化：医者专业与权威不断高涨的同时，病人在面对疾病时却更常感觉无力与无能；医生与病人的距离越来越远，而不愿与病人沟通病情，仅要求后者托付式的顺从。

由历史反省当代，或从当代回观历史。现代医病关系的模式并非必然，而毋宁是在时间长河中偶然形成的结果。它所存在的时间短暂，或许不过一百多年。若是如此，借着过去的故事，我们有没有从现在的困境中，想象未来的其他可能？

我们无须重弹"以古鉴今"的老调。想在历史中寻找实用的知识，或者"启示"，往往会让我们忽略掉不同时空间的差异，只注意那些表面的相似。我们会忘记另一个时空的人们，可能是怀抱着截然不同的心态、概念和世界观，不能以今天的眼光遽下判断。

比如，揆诸当代讨论医病互动的研究，最富洞见的成果，应该是剖析医病之间的权利关系。不少学者批评医生以科学为名的过度权威，并尝试为病人找相应有的主动权。

循此，我们或要以为近代以前的医病互动中，病人对自己的身体与疾病更具有主导权，而医病间协商似的关系，亦仿佛更接近于当代医疗社会学研究者的理想。但对明清的医者或病人而言，这个时代也并非失落的乐园，他们同样有各自的问题需要面对。缺乏信任就是明清医病关系的一大症结。缺乏责任的规范，可能是医病互动处处存在不信任感的原因。

如果我们对明清的一些医病互动感到惊讶，那是因为其中许多现象，似乎异于当代人的医疗经验。

我们习于到诊所与医院就医，而非邀请医生至家中看诊；我们不会怀疑科学化的医学比巫医更为正确；我们倾向信赖医者的专业训练，包括他们对疾病的诊断，也包括他们对日常生活的判断（如饮食）。

不过，究竟是什么让我们与过去的病人有所不同？

细思之下，我们身处的时代，巫医依旧在大小庙宇中替人治病；各种成分可疑的成药同样在市面上贩卖；而病人想要获得医学知识，书肆中亦不乏相关书籍。但我们终究是与明清的病人活在不同世界。

医病关系的转变与知识体系的变革，或不过是一体两面。论者把当代医病的矛盾、混乱与紧张，指向近代医学的本质。社会学家认为，现代医生眼中所看到的，不再是整体的"病人"，而是裂解为特定器官的"疾病"，"病人"从科学化的医学宇宙观消失了。

他并进一步指出，病人"在诊病关系中

被分派到的是一个消极的且无批判力的角色，其主要任务就是去忍受并等候。"病人何以甘于这般角色？大抵出自对现代医学的信任。

比较明清与当代医学，前者倾向信任单一的"名医"或"明医"，抑或世医传承下的医者；现代医学的信任则是投诸于整体的医学制度，经过正统医学教育洗礼的医生，成为此一制度的具体化身。所以我们被教导去相信，甚至服从医生的指令。

想象一个明清的病人来到当代，当他看到我们对医生与医学投注高度信任时，是否也要感到惊讶呢？

不过，当代的病人或许也不像学者所描述的那般顺从，社会学家就从田野调查中，看到了病人"偷渡"、"发声"与"出走"等行动。也有学者察觉在医病表面的和平之下，其实潜藏着"随时翻脸的尊敬"。

2008 年一份针对大陆医病关系的调查还指出，有较高比例的受访医生曾经历或亲眼目睹医病冲突。不论调查报导的真实性如何，医病之间的冲突显然未曾歇息。

在台湾，医病的关系也许没有如斯紧张，但这些现象仍可以促使我们思考医学史中传统与现代、断裂与接续。从历史发展的角度来看，更值得考虑的问题或许是：近代西方医学打造顺从病人的过程中，现代制度与传统文化之间如何彼此接榫、抵抗或转化。

但那是另一段漫长、复杂而曲折的故事，只能留待将来再说了。

参考书目

相关研究

李尚仁，《从病人的故事到个案病历：西洋医学在十八世纪中到十九世纪末的转折》，《古今论衡》，第 5 期 (2000)：139—146。

邱仲麟，《医生与病人——明代的医病关系与医疗风习》，收于李建民编，《从医疗看中国史》，台北：联经出版事业公司，2008。

张哲嘉，《日用类书"医学门"与传统社会庶民医学教育》，收于梅家玲编，《文化启蒙与知识生产：跨领域的视野》，台北：麦田出版社，2006。

梁其姿，《面对疾病：传统中国社会的医疗观念与组织》，北京：中国人民大学出版社，2012。

雷祥麟，《负责任的医生与有信仰的病人——中西医论争与医病关系在民国时期的转变》，《新史学》，14 卷 1 期 (2003.3)：45—95。

熊秉真，《幼幼：传统中国的襁褓之道》，台北：联经出版事业公司，1995。

蒋竹山,《晚明江南祁彪佳家族的日常生活史——以医病
　　关系为例的探讨》,《都市文化研究》第二辑《都市、
　　帝国与先知》, 上海: 上海三联书店, 2006。

谢娟,《明代医人与社会——以江南世医为中心的医疗社会
　　史研究》, 收于范金民主编,《江南社会经济研究·明
　　清卷》, 北京: 中国农业出版社, 2006。

Cullen, Christopher. "Patients and Healers in Late Imperial
　　China: Evidence from the Jinpingmei." *History of
　　Science*, 31 (1993): 99—150.

Furth, Charlotte. *A Flourishing Yin: Gender in China's
　　Medical History*. Berkeley: University of California
　　Press, 1999: 960—1665.

Jewson, N. "The Disappearance of the Sick Man from
　　Medical Cosmology 1770—1870." *Sociology*, X
　　(1976): 225—244.

Porter, Dorothy and Roy Porter. *Patient's Progress: Doctors
　　and Doctoring in Eighteenth-Century England*.
　　Cambridge: Polity Press, 1989.

Porter, Roy. *Doctor of Society: Thomas Beddoes and the
　　Sick Trade in Late-Enlightenment England*. London:
　　Routledge, 1992.

Porter, Roy. *Health for Sale: Quackery in England, 1660—
　　1850*. Manchester: Manchester University Press, 1989.

Rosenberg, Charles and Janet Golden eds. *Framing Disease:
　　Studies in Cultural History*. New Brunswick: Rutgers
　　University Press, 1992.

Shorter, Edward. "The History of the Doctor-Patient
　　Relationship." In *Companion Encyclopedia of the*

History of Medicine, edited by W. F. Bynum and Roy Porter. London: Routledge, 1993.

历史资料

（明）汪机，高尔鑫主编，《汪石山医学全书》，北京：中国中医药出版社，1999。

（明）孙一奎，韩学杰、张印生主编，《孙一奎医学全书》，北京：中国中医药出版社，1999。

（明）程从周，《程茂先医案》，收于《新安医籍丛刊·医案医话类》，合肥：安徽科学技术出版社，1993。

（清）吴楚，《医验录初集》，收于《新安医籍丛刊·医案医话类》。

（清）吴楚，《医验录二集》，收于《新安医籍丛刊·医案医话类》。

（清）许豫和，《怡堂散记》，收于《新安医籍丛刊·综合类》。

（清）郑梅涧，《重楼玉钥》，台北：新文丰，1976。

（清）郑承瀚，《重楼玉钥续编》，北京：中国中医药出版社，1998。

（清）詹元相，《畏斋日记》，收于中国社会科学院历史研究所清史研究室编，《清史资料》，第四辑，北京：中华书局，1980。

图书在版编目(CIP)数据

救命:明清中国的医生与病人/涂丰恩著.—北京:
商务印书馆,2017(2021.9重印)
(文明小史)
ISBN 978-7-100-12584-0

Ⅰ.①救… Ⅱ.①涂… Ⅲ.①医院—人间关系—
研究—中国—明清时代 Ⅳ.①R197.322

中国版本图书馆 CIP 数据核字(2016)第 226701 号

救命
——明清中国的医生与病人

涂丰恩 著

商 务 印 书 馆 出 版
(北京王府井大街36号 邮政编码100710)
商 务 印 书 馆 发 行
北京新华印刷有限公司印刷
ISBN 978-7-100-12584-0

2017 年 4 月第 1 版 开本787×960 1/32
2021 年 9 月北京第 2 次印刷 印张 7½

定价:48.00 元

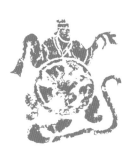